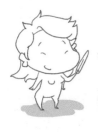

要二胎

马良坤 编著

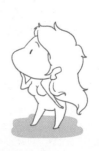

 吉林科学技术出版社

图书在版编目（ＣＩＰ）数据

要二胎 / 马良坤编著 . 一长春：吉林科学技术
出版社，2016.11
　ISBN 978-7-5578-0209-7

　Ⅰ．①要… Ⅱ．①马… Ⅲ．①妊娠期－妇幼保健－基
本知识②优生优育－基本知识 Ⅳ．① R715.3 ② R169.1

　中国版本图书馆 CIP 数据核字 (2016) 第 007400 号

要二胎
YAO ERTAI

编　　著　马良坤
出 版 人　李　梁
责任编辑　孟　波　端金香　练闽琼
封面设计　长春市一行平面设计有限公司
制　　版　长春市一行平面设计有限公司
技术插图　长春清露工作室
　　　　　李　笑　赵冬婉　王鹏程　段立欣
　　　　　姜　帅　李赫男　梁广新　闫立辉

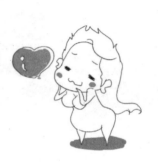

开　　本　880mm×1230mm　1/32
字　　数　150千字
印　　张　6.5
印　　数　1—7000册
版　　次　2016年11月第1版
印　　次　2016年11月第1次印刷

出　　版　吉林科学技术出版社
发　　行　吉林科学技术出版社
地　　址　长春市人民大街4646号
邮　　编　130021
发行部电话/传真　0431-85635177　85651759　85651628
　　　　　　　　　　　　85652585　85635176
储运部电话　0431-86059116
编辑部电话　0431-85635186
网　　址　www.jlstp.net
印　　刷　长春第二新华印刷有限责任公司

书　　号　ISBN 978-7-5578-0209-7
定　　价　35.00元

前言

　　身为独生子女的我们，在成长中经常会感到一丝孤独与失落。随着国家生育政策的改变，二孩时代已经到来，很多独生子女满心欢喜地计划着再生一个二宝，一来可以为家庭增添一份欢声笑语，让大宝在生活中多一个玩伴儿，多一个可以互相帮助、互相鼓励的亲人；二来也可以弥补自己没有兄弟姐妹的遗憾。

　　其实做两个宝贝的父母，需要学习的东西太多，围绕第二个小生命的一切问题都是新的：第一胎后多久怀二胎最佳？年龄多大就不能生了？首次妊娠剖宫产，怀二胎需注意什么？二胎长时间怀不上怎么回事？二胎的孕期产检要更注意哪些方面？二胎分娩更容易吗……

　　在创作这本书的过程中，已经为人母的作者也在为迎接第二个小生命的到来做准备。因此，这是一本专门为想生二宝的父母及其家人量身定做的孕育指南，希望尽可能地帮您解决从生二宝的孕前准备、孕期及分娩时的注意事项，直到二宝顺利诞生的过程中能够遇到的一些问题。

　　让我们跟着作者一起在激动、探索、学习中孕育二胎，也孕育成倍增加的幸福生活吧。

马良坤

目录

第一章
二胎与一胎有什么不同

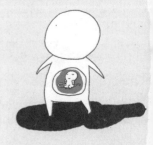

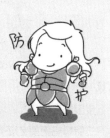

第二章
听听二胎妈妈怎么说

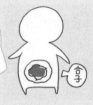

第三章
图解胎儿发育

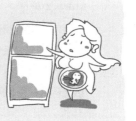

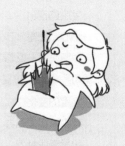

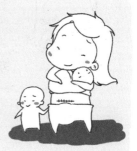

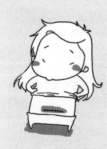

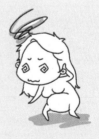

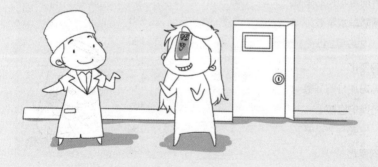

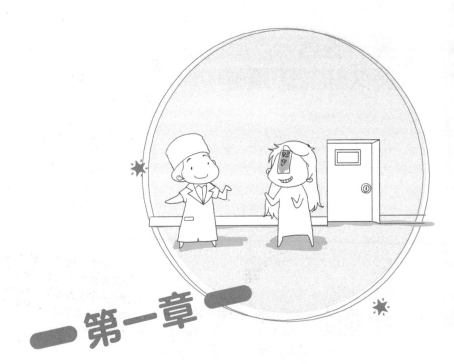

第一章

二胎与一胎有什么不同

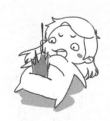

第一胎后
多久怀二胎最佳

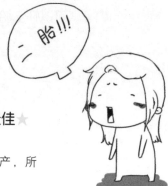

二胎!!!

★剖宫产间隔2～3年后生二胎最佳★

不少人认为，自己头胎是剖宫产，所以，下一胎间隔时间越久越好。

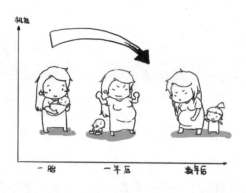

机能

一胎　一年后　数年后

其实，随着年龄的增长，身体的各项功能都在下降，子宫瘢痕随着身体功能的下降，其弹力、血运都会受到影响。

因此，建议准备要二胎且子宫又存在瘢痕的女性，在启动"造人"计划前，最好先到医院了解自己子宫瘢痕的情况，并在怀孕后及时检查，了解胚胎着床的位置。

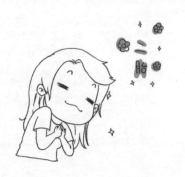

二胎

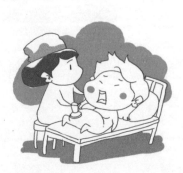

★一胎顺产间隔多久可以怀二胎★

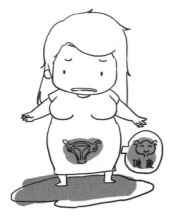

若第一胎顺产，也要等子宫、卵巢等生殖器官及身体经过一段时间的恢复，结合正确的调养方式使母体恢复到产前的健康状况。

想要二胎的女性，一定要先"获得"身体的"同意"。

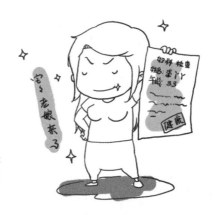

对生殖系统的功能需要做详细的评估，尤其是卵巢的功能更需要注意。

而一般来说，产后营养身体恢复至少需要一年的时间。所以，最好休息一年后再生第二个宝宝，并且到医院做好孕前检查。已经怀二胎的孕妈妈一定要做好孕期产检，确保母体及胎儿的安全。

多大年龄
就不能生了

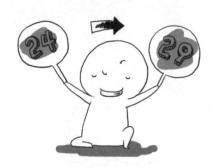

女人最佳生
育年龄为24～29岁

　　现在计划生育政策已开放，很多人会考虑生二胎。但想要生二胎，首先要考虑自己的身体情况，尽可能在生育的最佳年龄迎接二宝的到来。

　　女性的最佳生育年龄为24～29岁，因此，生二胎的最佳年龄也应该在这个范围内。超过35岁的女性已经属于过了最佳生育年龄的高龄产妇，身体开始衰老，对宝宝健康及自身恢复也会有一定的影响。因此，最好做好生育计划，不要超过35岁生二胎。

如果高龄产妇
想生二胎，起码应
提前半年到医院做
相关检查。

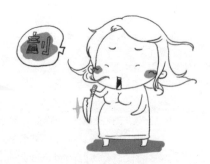

　　当然，生二胎也要考虑与一胎的时间间隔。如果第一胎是顺产，那么，生二胎最好间隔1年以上；如果第一胎选择的是剖宫产，那么，生二胎至少要间隔两年。

孕育二胎前需要做哪些不同的检查

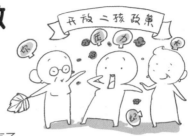

一些怀上二胎的孕妈妈觉得已经有了生产经验，二胎产检就不用那么在意。事实上，孕育二胎的女性比一胎时年龄大，有的已经成为高危孕产妇，因此，在产检时有些指标更应多留意。

医生会根据首次妊娠的经过、两次妊娠的时间间隔及孕妇身体的健康状况等适当增加或改变一些检查项目。

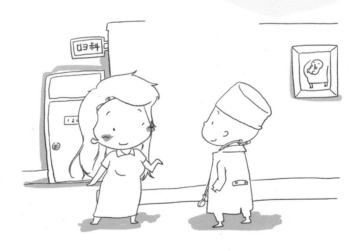

除一般的生殖系统检查、优生四项及遗传性疾病检查外，要二胎的女性还应多做一些检查，并咨询医生是否适合怀孕。

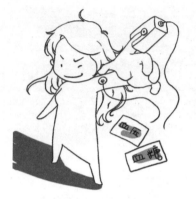

首先，随着年龄增长，血管内皮损害程度逐渐加重，经产妇发生子痫前期、前置胎盘、胎盘早剥、胎膜早破、妊娠期糖尿病、妊娠期高血压和产后出血等妊娠并发症的概率明显高于初产妇。

所以，在怀二胎前，应注意监测血压、血糖情况，如有异常，应及早治疗，待病情平稳后再怀孕。

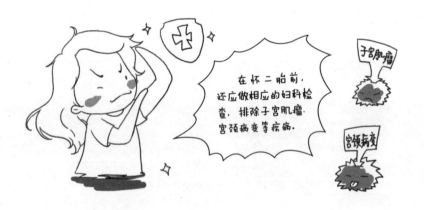

在怀二胎前，还应做相应的妇科检查，排除子宫肌瘤、宫颈病变等疾病。

其次，一些经产妇有剖宫产、人工流产、引产、上取环史，容易引发子宫内膜炎，进而导致前置胎盘、胎盘植入、瘢痕妊娠等问题。

高龄妈妈会遇到什么风险

其实，无论是第一胎还是第二胎，年龄超过35岁的女性的生育能力逐年下降，生育风险逐年增大。

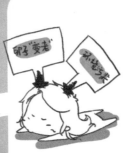

卵子质量堪忧

随着年龄的增长，女性的卵子也在"变老"，再加上压力大、环境污染、电磁波辐射等影响，大龄妈妈的卵子质量堪忧。

卵子质量差会增大胎儿畸形的发生率。

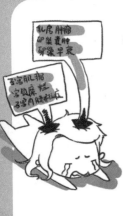

病病缠身难以再孕

在35岁之后，正是女性容易被多种妇科疾病缠身的时候。

子宫肌瘤、宫颈病变、子宫内膜异位症、乳房肿瘤、卵巢囊肿、卵巢早衰等疾病令大龄妈妈难以再怀上宝宝。

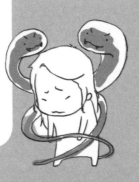

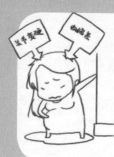

难产风险大

年龄过大，产道和会阴、骨盆的关节变硬，不易扩张，子宫的收缩力和阴道的伸张力也较差，以致分娩时间延长，容易发生产后出血。

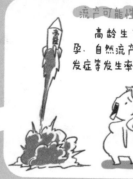

流产可能性大

高龄生育时宫外孕、自然流产、孕期并发症等发生率较高。

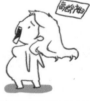

胎儿出生缺陷的概率大

研究表明，高龄产妇生出的孩子更易患唐氏综合征。孕妇年龄在20~24岁之间，孩子患唐氏综合征的概率为1/1600，但当孕妇年龄提高到40岁以上时，患病率提高到1/25。

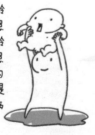

大龄孕妇所怀胎儿最容易出现的一种疾病就是唐氏综合征。

另外，高龄妈妈发生妊娠期糖尿病、妊娠期高血压及早产的风险增加；早产儿患神经系统发育不良，视力、听力障碍的风险增加。

如有其他疾病怎么办

女性妇科疾病未痊愈

阴道炎、尿道炎、盆腔炎，这些妇科疾病经常困扰女性，也正因为发病的人多，很多女性便把这当作常态，没有到医院进行正规、系统的治疗，而是自己随便买点药或洗液缓解症状。

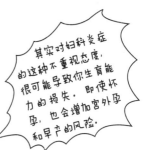

其实对妇科炎症的这种不重视态度，很可能导致你生育能力的损失，即使怀孕，也会增加宫外孕和早产的风险。

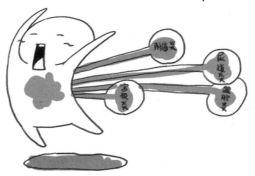

妇科炎症产生的炎性渗出物有杀精作用，并且容易产生抗精子抗体，这样就会影响受孕。

即使精子逃过了这些炎性渗出物的追杀，长期的炎症刺激，很容易导致盆腔及输卵管的阻塞黏连，精子依然无法与卵子相结合，怀孕自然困难重重。

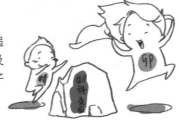

21

★有妊娠糖尿病史者怀二胎患病概率增加

美国有研究表明，有妊娠糖尿病病史的女性再次怀孕时，更容易患上这种病。

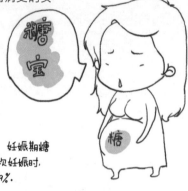

有调查显示，在我国，妊娠期糖尿病发生率为10%～13%，再次妊娠时，糖尿病的复发率高达33%～69%。

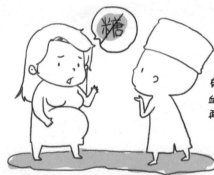

建议有妊娠期糖尿病史的妈妈在有计划要二胎时最好到医院检查一下血糖，血糖控制正常再怀孕，以降低再次患妊娠期糖尿病的概率。

在备孕二胎时，更要从一开始就注意控制体重和血糖，避免血糖飙升，尤其要对饮食、运动进行合理的控制。

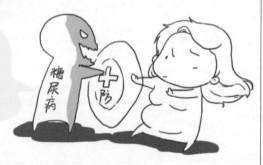

怀一胎时患妊娠高血压综合征

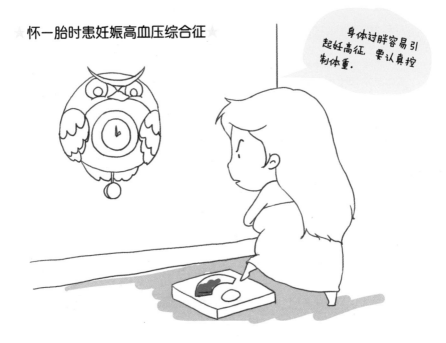

身体过胖容易引起妊高征，要认真控制体重。

　　第一胎发生妊高征者，第二胎患妊高征的风险将增加。如果要二胎，建议您在家中自测血压、定时去做产前检查，这是及早发现妊高症的最好方法。及时诊断，及早采取对症治疗，使病情得到控制，不致发展得很严重。

　　妊高征与营养因素密切相关，合理安排饮食对预防和控制妊高征非常重要。需控制动物脂肪、热能的摄入，适量增加蛋白质、各种维生素、无机盐和微量元素的摄入。

　　养成规律的生活习惯，每天保证睡眠和安静休息的时间至少为8个小时，采取适宜的躺卧姿势，宜采取左侧卧位睡眠。

　　心态要平稳，避免情绪大起大落。坚持做适量运动，如散步、森林浴，以增强免疫力。避免过重、过于激烈的工作和运动。

一胎早产，二胎也会早产吗

　　临床上虽然会出现第一胎早产，第二胎也是早产的情况，但是这并不是绝对的，还要结合第一胎早产的原因，例如，是否存在前置胎盘、劳累过度或不适宜的性生活等导致的早产。如果第一胎是不明原因的早产，那么第二胎早产的风险会增加。

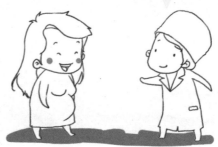

一胎先兆子痫，二胎要注意些什么

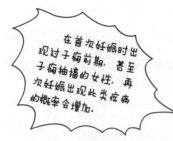

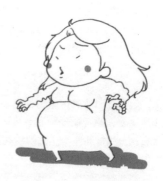

　　所以，该类女性在要二胎前应到内科做全面检查，包括血压、血尿常规、肝肾功能、自身免疫指标、眼底有没有小血管痉挛等，即使检查结果都正常，也可能再次出现类似情况，须提高警惕，坚持产检。

一胎有出生缺陷，第二胎也会有吗

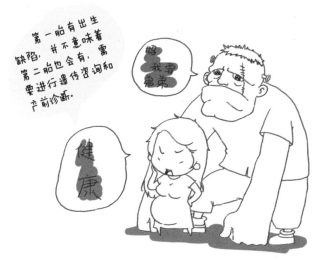

　　首先，做好出生缺陷筛查。如果第一胎有出生缺陷或患有遗传疾病，夫妻双方在孕育二胎前应到医院做遗传学检查和遗传咨询。孕期除常规的产检外，一定要做好产前诊断。

　　其次，在怀二胎期间要注意避免易造成宝宝出生缺陷的不良因素，包括：在怀孕最初的3个月内不要被病毒感染、避免放射线辐射、不要随意用药，还要保证营养充足均衡，对有可能导致宝宝出生缺陷的遗传因素进行全面筛查。

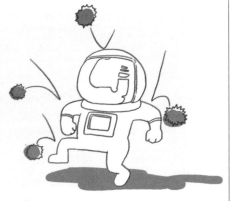

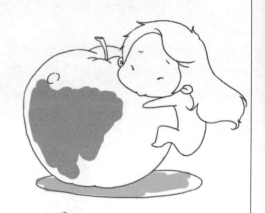

✿ 孕前应处理好口腔问题 ✿

从备孕开始，就要保持口腔环境的健康，处理好口腔问题。

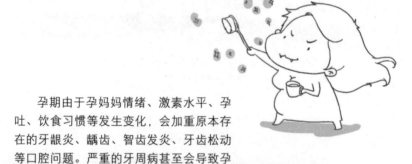

孕期由于孕妈妈情绪、激素水平、孕吐、饮食习惯等发生变化，会加重原本存在的牙龈炎、龋齿、智齿发炎、牙齿松动等口腔问题。严重的牙周病甚至会导致孕妈妈发生流产、早产等严重后果。

孕期牙痛会给孕妈妈的进食带来不便，容易导致营养摄入不均衡，也会间接影响孕妈妈和胎宝宝的健康。

从心理上适应二胎带来的变化

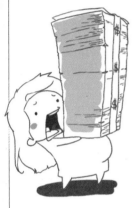

无论你为迎接二胎做了多少准备，无论你认为自己带宝宝多么有经验，你的生活都会与从前大不相同，所以，孕妈妈要及时调整自己的心态。

一些调查表明，夫妻矛盾最常见的一个因素就是经济因素，所以，你们需要良好的沟通，不要因为钱而闹矛盾。

首先，需要考虑的是家庭经济状况的改变。在一段时间内你的家庭经济状况很可能因为二宝的到来而变得相对紧张。

其次，毕竟家里多了一个宝宝，因此，你待在家里照顾孩子的时间会增多，可以享受个人生活及二人世界的时间会减少。

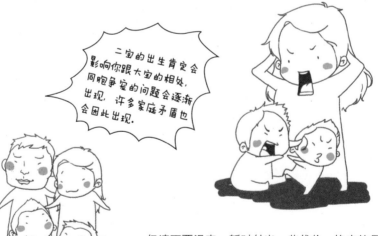

二宝的出生肯定会影响你跟大宝的相处，同胞争宠的问题会逐渐出现，许多家庭矛盾也会因此出现。

但请不要沮丧，暂时付出一些代价，换来的是未来一家四口的幸福生活，给自己一些时间去调整，尽情享受两个宝宝带来的乐趣，就会发现，幸福在你的家庭生活中逐渐蔓延。

解除避孕后多久可以怀孕

如果是口服避孕药避孕，以前强调的是要停用避孕药3个月以上才能受孕，但是，近年来的研究表明，其实没有这个必要，在停止口服避孕药的下个月就可以受孕。

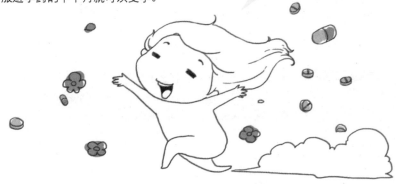

这和避孕的方式有关。

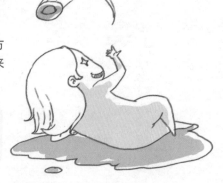

若是采用宫内放置节育器的方式避孕，在取出后，下一次月经来之后即可尝试怀孕。

一定要去正规医院摘取节育器。

二胎长时间怀不上是怎么回事

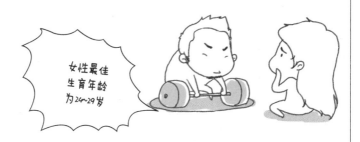

女性最佳生育年龄为24~29岁

很多女性感觉二胎怀孕比一胎难，这究竟是怎么回事呢？这通常跟夫妻双方的年龄、身体及精神状况有着密切的关系。

年龄因素

准备生二胎的夫妻双方都不应错过最佳生育年龄。生育过程主要由女性完成，青春期时，女性卵子数目平均为400个，随着年龄的增长，卵子数量逐月递减，直至绝经期完全消失。

男性的最佳生育年龄为30~35岁。

男性的精子质量在30岁时达到最高峰，之后随着年龄的增长，精子的质量会明显下降。

★ 压力过大 ★

有些夫妻因着急要孩子，而又没能马上怀上，就会产生紧张情绪和思想负担，并可通过神经内分泌的改变影响女性卵巢的功能，从而影响受孕。

此外，对上班族来说，都市快节奏的生活，很容易产生心理压力，若得不到及时的释放，这种压力导致的亚健康状态会随着年龄的增长而不断放大。

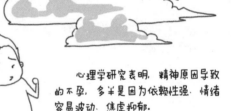

心理学研究表明，精神原因导致的不孕，多半是因为依赖性强、情绪容易波动、焦虑抑郁。

怀宝宝最重要的是心态，心情放松，不要有心理负担和压力，一切顺其自然就好。

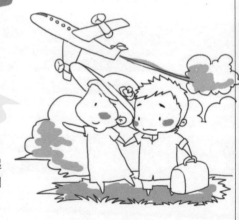

如果有条件的话，夫妻可以一起外出旅游放松，在轻松、愉悦的氛围下备孕也许会有意外惊喜。

★继发性不孕★

育龄夫妇同居一年，有正常性生活，以前怀过孕。现在未采取任何避孕措施却未能受孕的称为继发性不孕症。

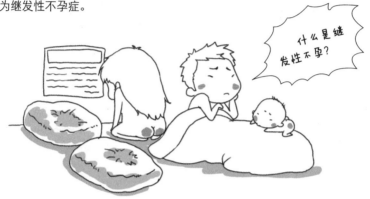

什么是继发性不孕？

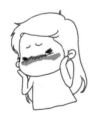

引起继发性不孕的病因有很多：免疫性不孕、卵巢功能障碍，输卵管黏连、男性因素等。先查明病因，根据病因不同制定合理的治疗方案。

建议患者及时到正规的不孕不育专科进行检查，在医生的指导下，对症治疗，才能有良好的治疗效果。

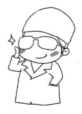

一胎剖宫产，怀二胎需注意什么

剖宫产不同于自然分娩，再次怀孕时一定要注意，因为剖宫产后再次怀孕很可能造成刀口破裂或其他严重的后果。所以，剖宫产后怀二胎要注意以下这些事项。

剖宫产后再生育，需在两年后再孕

因为剖宫产后子宫壁的刀口愈合情况不同，并且在短期内很难完全愈合。过早的怀孕，由于胎儿的发育使子宫不断增大，子宫壁变薄，尤其是手术刀口处的瘢痕，缺乏弹性。新鲜的瘢痕在妊娠末期或分娩过程中可能发生子宫破裂而造成腹腔大出血，甚至威胁生命。

妊娠期注意控制胎儿大小

为预防发生瘢痕处裂开，必须注意控制妊娠期体重增长和胎儿大小，同时，注意观察腹痛及胎动情况，定时产检。

发生腹痛要及早就医

有的瘢痕子宫到妊娠晚期会出现自发性破裂，腹痛是主要表现，对此必须提高警惕。由于子宫瘢痕愈合不良，随妊娠月份的增加，宫内压力增大，虽无任何诱因，子宫也可从瘢痕处胀裂。

注意胎动情况

胎动是了解胎儿发育状况的一个标准。目前胎动标准多以胎动计数在12小时内大于或等于30次为胎儿情况良好，20~30次为警戒值，低于20次或小时内少于3次为胎动减少，若在3天内胎动次数减少30%以上就要警惕了。剖宫产术后，带有伤痕的子宫如果发生破裂，可导致胎儿死亡，这时胎心音消失。胎儿死亡前的24~48小时，先有胎动减慢或消失。

因此，注意胎动变化可提前发现胎儿的异常情况，以便及时采取措施。

宜提前住院待产

瘢痕性子宫越接近预产期，破裂的危险越大。为预防发生子宫破裂或胎儿死亡，如果出现胎动不好、腹痛、频繁宫缩，应尽早到医院检查，若发现问题可及时处理。

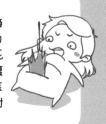

再次分娩应以剖宫产为宜

首次妊娠剖宫产术后再孕的产妇，第二次分娩多选择剖宫产。一般情况下，在孕39~40周进行剖宫产是最理想的。

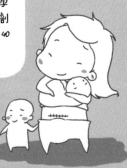

一胎剖宫产了，这胎可以顺产吗

一般来说，如果孕妈妈怀二胎时没有剖宫产的指征，比如，胎儿宫内窘迫、子宫收缩乏力、胎位不正等情况，那么，第二胎是有顺产机会的。

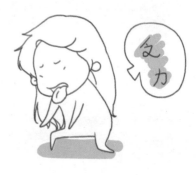

不过也有医生认为，经历过剖宫产的子宫存在瘢痕，肌纤维被破坏，肌张力明显降低。

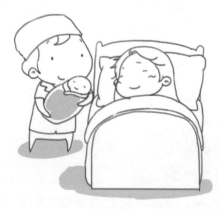

在怀孕和分娩的过程中如果出现问题，有千分之一的可能性导致子宫破裂或大出血，危及母子生命。所以，只有在了解风险、做好准备，并且医院配备相关的人员、设施才考虑二胎顺产。

尽管各执己见，但是，孕妈妈们只要记住一点，那就是如果第一胎剖宫产，无论间隔多长时间，第二胎选择顺产，都有一定的风险。不管哪种分娩方式都是各有利弊的，最终的目的都是确保妈妈和宝宝的健康、安全。孕妈妈们要放平心态，应与医生讨论来确定生产方式。

二胎的备孕要注意哪些

★二胎不孕怎么做★

打算生二胎后，如果尝试一年没有怀孕，最好到医院做全面、系统的检查，仔细查明原因，夫妻双方都需要检查。

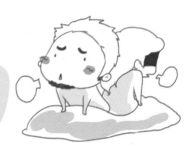

通过男性外生殖器检查和精液检查，可以基本了解男方的生育状况，排除男方因素后，就需要对女方进行仔细的检查了。

★怀第二胎的年龄别太晚，最好在35岁以前★

随着女性年龄的增长，她们的卵巢、输卵管、子宫、宫颈，这些起到生殖功能的脏器会逐渐衰老，一刻也没有延缓。

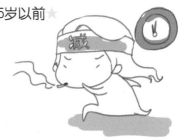

一些不良的生活方式（抽烟、喝酒、熬夜、过度减肥等）、一些有害因素（药物、射线、有害气体、污染、手术损伤等）和一些有害行为（过多人流）还会进一步伤害它们的功能，加速它们的衰老，尤其是卵巢。

女性的卵巢就像一个仓库，里面储存着大量的卵子。卵巢从胚胎时期就具备了产生卵子的功能，并于胎儿娩出时，携带10～50万个卵细胞来到人世间。随着年龄的增长，卵巢和卵子一起变老，它默默地陪着你经历各种疾病的折磨，接受各种有害物质的伤害。

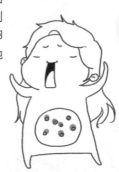

卵子是不能再生的。

受孕率会随着女性年龄的增长而减弱。

另外，女性随着年龄的增长，卵子质量下降，合并子宫肌瘤、子宫内膜异位症，甚至高血糖、高血压的可能性也增加。

因此，年龄是影响女性受孕成功率的重要因素，也将影响未来宝宝的健康，还会影响医生的治疗方案，以及疗效的好坏。

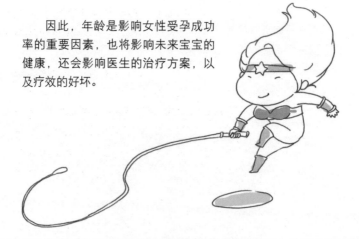

注意调理身体

女性在进入30岁之后，身体各器官的功能会逐渐衰退，有些女性可能有轻微的糖尿病或高血压，平时觉察不出来，一旦怀孕，身体会发生一系列生理变化，可能会将这些隐性的疾病诱发出来，不仅影响胎儿的正常发育，更会给孕妇带来生命危险。

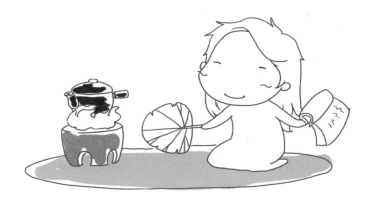

因为有过一次孕育经历，大多数孕妈妈可以很快适应第二次怀孕，处理各种孕期反应也会得心应手。

但每一次的孕育经历都不会相同，所以，还会出现许多小插曲，如果你有静脉曲张或痔疮史，可能会旧病复发。如果你在第一次怀孕后曾经历过尿失禁或阴道脱垂，那这次症状可能会更明显。

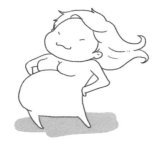

二胎的孕期产检要更注意哪些方面

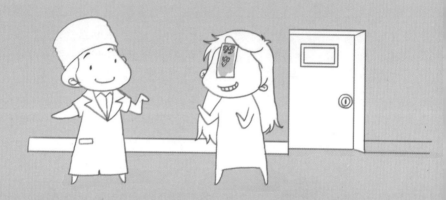

　　怀二胎的孕妇由于有过生育经验，第二次怀孕容易忽略孕期检查，但实际上，一些高龄产妇应该要比第一胎更重视产检。

　　第一，父母或直系亲属有糖尿病、孕前体重过重、多囊卵巢综合征、一胎有妊娠糖尿病等情况的孕妈妈，二胎应在孕早期就进行糖尿病筛查。没有高危因素的孕妈妈也应在孕24周～28周进行血糖筛查试验。

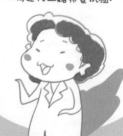

　　医生会抽取孕妈妈的血液样本进行筛查试验。

第二，监测血压。高龄孕妇容易出现妊娠期高血压，最好家中常备血压计，每天同一时段监测一次，如果出现头痛、腿肿、血压升高等情况，尽快去医院。

有合并症的二胎孕妈要特别注意胎动情况。

第三，超声检查。二胎孕妇在怀孕期间按照要求做B超检查，不仅可以了解胎儿的发育状况，还可排除严重畸形，例如，心脏、脑结构畸形，神经发育异常等。

第四，胎心监护。从孕36周开始，二胎孕妇要特别注意胎动情况，有条件者应每周做1次胎心监护，以了解胎儿的情况。

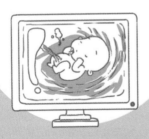

孕妈妈在做胎心监护时，要选择一个舒服的姿势进行监护，避免平卧位。

解读孕11~14周：NT

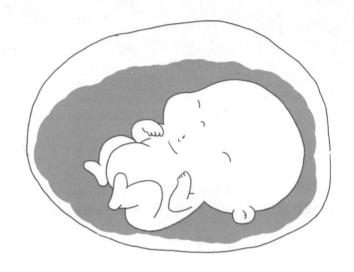

NT是英文单词nuchal translucency的缩写，翻译成中文是"颈项透明带"的意思，指的是胎儿颈部的透明液体。胎儿颈项透明带测定，正在成为产前筛查胎儿染色体异常最有效的方法之一。

NT仅仅在胎宝宝11～13周才会有，正常情况下，到了14周，NT便会逐渐被淋巴系统吸收，变成"颈部褶皱"。

在孕11～13周期间，NT越厚的胎儿，出生后患有染色体异常及心脏病等疾病的概率就越高。当NT达到需要引起注意的厚度时，孕妇就会被告知NT增厚。这个临界的厚度，各个医院不一样，一般来说，超过2.6就要格外注意了。

做NT检查的时候，孕妈妈不必憋尿，因为这个时候已经有充足的羊水了。NT检查是利用超声波进行扫描，因此，是在B超室进行的。

解读孕15~20周：唐筛

唐筛即指唐氏筛查，唐氏筛查是一种通过抽取孕妇血液，检测母体血液中甲型胎儿蛋白和绒毛促性腺激素的浓度，并结合孕妇的预产期、年龄、体重和采血时的孕周等，计算生出唐氏儿的危险系数的检测方法。

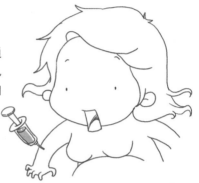

唐氏综合征又叫作21—三体综合征，也就是患者的第21对染色体比正常人多出一条（正常人为1对）。

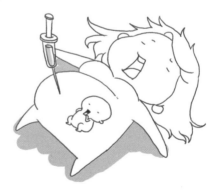

唐氏筛查的最佳时间是在孕15~20周。一般抽血后2~3周即可拿到筛查结果，如果结果为高危也不必惊慌，因为还要进一步做羊水穿刺和胎儿染色体检查才能明确诊断。

做产前诊断是非常必要的，需要进行遗传咨询。

解读孕21~24周：B超大排畸

　　详细的超声波检查主要看胎宝宝外观发育是否有较大的问题。医生会仔细量胎宝宝的头围、腹围、大腿骨长度及检视脊柱、心脏是否有先天性异常。

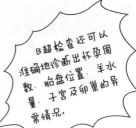

B超检查还可以准确地诊断出怀孕周数、胎盘位置、羊水量、子宫及卵巢的异常情况。

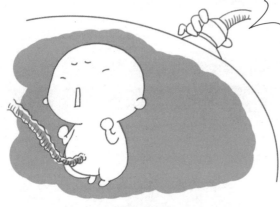

　　4D彩超能够多方位、多角度地观察宫内胎儿的生长发育情况，为早期诊断胎儿先天性体表畸形和先天性心脏疾病提供准确的科学依据。4D彩超还能对胎儿的体表进行检查，如唇裂、脊柱裂，大脑、肾、心脏、骨骼发育不良等，以便尽早地进行检查诊断。

解读孕24~28周：妊娠糖尿病筛查

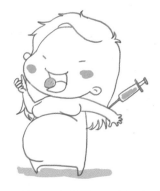

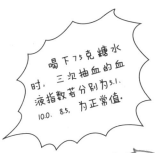

喝下75克糖水时，三次抽血的血液指数若分别为5.1、10.0、8.5，为正常值。

喝下50克的糖水，等1小时后，再进行抽血，当结果出来后，血液指数若在7.8以下，属正常；指数若在7.8以上，就要怀疑是否有妊娠糖尿病，需要进行第二次抽血确诊。

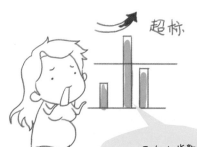

超标

第二次检查要空腹8小时后再进行抽血，然后喝下100克的糖水，1小时后抽1次血，2小时后再抽1次，总共要抽血3次。

只要有1次指数高于标准值的话，即代表孕妈妈患有妊娠糖尿病。

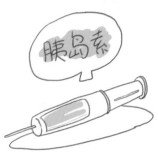

胰岛素

在治疗上，要采取饮食、运动及自我监测血糖进行控制。只有很少数的患者需要注射胰岛素来控制。

解读孕29~32周：
妊娠高血压综合征筛查

妊娠高血压综合征简称妊高征，又叫子痫前期，是怀孕中晚期出现的高血压、水肿、蛋白尿、抽搐、昏迷、心肾功能衰竭等一系列症状的综合征，严重时会抽搐，甚至昏迷，严重影响母婴安全。

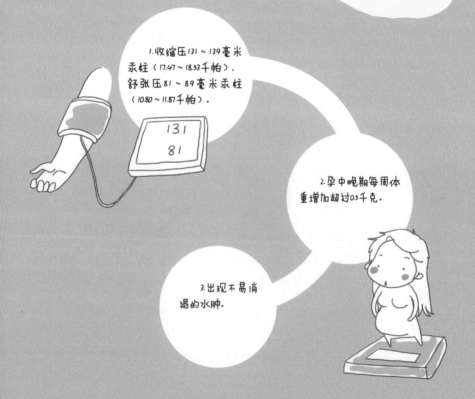

妊高征发病前，孕妈妈会出现一系列的异常表现。

1.收缩压131～139毫米汞柱（17.47～18.53千帕），舒张压81～89毫米汞柱（10.80～11.87千帕）。

131
81

2.孕中晚期每周体重增加超过0.5千克。

3.出现不易消退的水肿。

怀二胎身体会有哪些变化

妊娠反应，因人因时而异，适龄妇女在不同阶段反应也不一样。有的孕妈妈第二胎的妊娠表现还没第一胎明显，甚至没有妊娠的表现，若出现，也应与第一胎差不多。

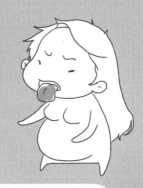

因为生二胎，孕妈妈自身的体质会有所改变，会导致反应不一样，所以，多数孕妈妈认为二胎和一胎的妊娠症状不一样。这些区别和胎儿性别也没有很大关系。

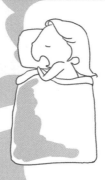

容易疲劳

在怀孕前期，很多孕妈妈感到疲劳，没有力气，想睡觉。不过这个时期不会太长，很快就会过去。感到疲劳时应立即休息，吃一些健康小零食以补充体力。

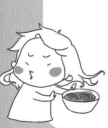

胃口的改变

有些孕妈妈在月经延迟不久（2周左右）就开始发生胃口的改变。平常最爱吃的东西，此刻不爱吃了。吃过一次的食品第二次就不爱吃了，有些人不但不想吃，甚至要呕吐，有些人很想吃些酸味的东西。一般于妊娠12周左右，这些症状就会自然地消失。

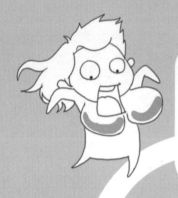

乳房变化

怀孕后，在雌激素和孕激素的共同刺激下，在怀孕初期，乳房会逐渐增大，孕妈妈会感觉到乳房轻度胀痛，乳头刺痛，乳头及周围乳晕着色，有深褐色蒙氏结节出现。12周以后还会有少许清水样乳汁分泌。

月经停止

这是一般人最常注意到的怀孕征兆，只要是正值生育年龄的妇女，月经周期正常，有正常的夫妻生活，如果月经过了1周，就有可能是怀孕了。也有一部分女性，虽然已经怀了孕，但是在该来月经的时候，仍然行经一两次，不过，来的经血比平常要少，日期也短些。

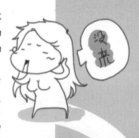

沒來

皮肤颜色有变化

怀孕初期可能会产生皮肤色素沉淀或是腹壁出现妊娠纹，尤其怀孕后期更为明显。

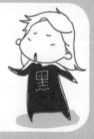

黑

46

尿频、尿急

怀孕初期，许多孕妈妈有尿频的情形，有的每小时1次，这是增大的子宫压迫膀胱引起的。

在怀孕3个月后，子宫长大并超出骨盆，症状会自然消失。

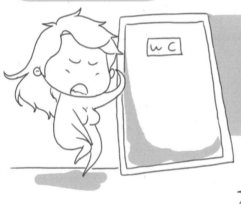

阴道黏膜变色

怀孕初期，阴道黏膜可能会因充血而呈现较深的颜色，这些可由医师作判断。

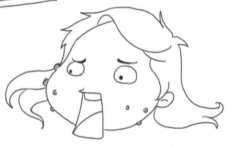

有些孕妈妈在怀上第二胎之后，会长痘痘，做事没有怀第一胎那么能干，比较容易累，像洗碗时会腰酸、背痛，在妊娠初期还很容易发胖。总之，除了妊娠反应之外，会与第一胎有所不同，而这些都是正常的现象，只要没有流产、见红等异常情况就好。

怎样预防二胎宫外孕

女性随着年龄的增长，发生各种疾病的概率增加，输卵管、子宫等出现异常状况的概率也在增加。因此，二胎更易发生宫外孕，尤其是发生过宫外孕的妈妈，再次怀孕仍然会有发生宫外孕的可能，甚至更高。

预防二胎宫外孕，首先要养成良好的生活习惯，尤其不要吸烟和饮酒。要知道烟草中的尼古丁会抑制卵子的输送和受精卵的着床，或使受精卵的着床部位发生异常，从而造成不孕或宫外孕。

 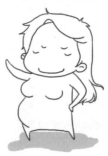

其次，要及时治疗生殖系统疾病。比如，子宫肌瘤、子宫内膜异位症等，尤其值得注意的是，输卵管的炎症一定要及时治疗，炎症是造成输卵管狭窄的罪魁祸首，引发宫外孕的主要原因是输卵管狭窄或功能不健全。

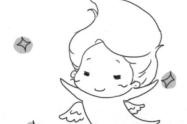

最后，应注意卫生，预防生殖系统感染，但经常使用阴部洗剂冲洗阴道，反而会增加宫外孕的患病风险，因此，也不可过度清洁私处。

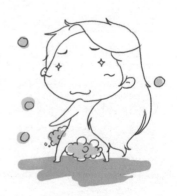

二胎没有早孕反应正常吗

早孕反应是指在妊娠早期（停经6周左右），孕妇体内HCG（绒毛膜促性腺激素）增多，胃酸分泌减少及胃排空时间延长，导致头晕、乏力、食欲缺乏、喜酸食物或厌恶油腻、恶心、晨起呕吐等一系列反应。这些症状一般不需特殊处理，妊娠12周后随着体内HCG水平的下降，症状多自然消失，食欲恢复正常。

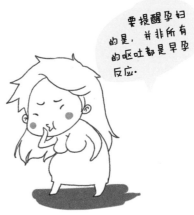

要提醒孕妇的是，并非所有的呕吐都是早孕反应。

有的孕妈妈首次妊娠时早孕反应严重，第二胎却几乎没有早孕反应，这是正常的。当然，如果第一胎没什么反应，第二胎却反应很剧烈，也是有可能的，因为每次怀孕的情况都会有所差异。

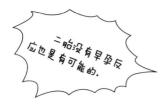

二胎没有早孕反应也是有可能的。

因为个体差异，有的孕妈妈反应大，有的反应小，有的没有早孕反应，没有早孕反应那真是个福利，尤其是在还要照顾大宝的时候。如果你怀的是多胞胎，由于HCG水平高，早孕反应通常会更严重。

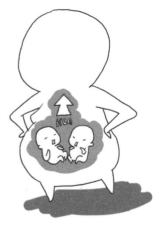

怀二胎肚皮还会痒吗

怀二胎期间，可能仍会出现腹部瘙痒，这是由于增大的子宫牵拉腹部的皮肤导致皮肤肌纤维断裂，从而形成腹部瘙痒，这是正常生理现象，不用担心。另外，孕妇新陈代谢旺盛，出汗多，也容易导致皮肤瘙痒。可以抹一些保湿乳液或按摩霜来缓解。但孕中期以后，如果这种痒影响了睡眠或从肚子到大腿慢慢形成了丘疹或大斑块，可以去医院检查，请医生帮你开点药。

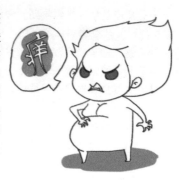

要注意饮食，不能吃辛辣、刺激性的食物，多吃新鲜的果蔬，要补充足够的叶酸。

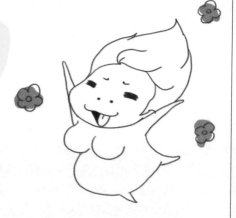

腹部皮肤瘙痒是妊娠期较常见的生理现象，不需要特殊治疗，宝宝出生后就会消失。但如果瘙痒严重且伴皮疹，还是需要看医生，以排出其他原因引起的瘙痒。

不要用各种消毒水、药皂或热水处理瘙痒部位，否则将刺激皮肤。衣服的质料以棉质柔软为佳。不可泡温泉。

二胎宝宝更易横位

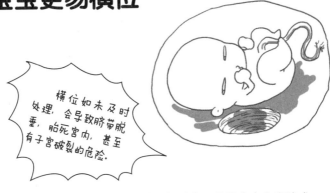

横位如未及时处理，会导致脐带脱垂，胎死宫内，甚至有子宫破裂的危险。

当胎宝宝的长轴和母亲的长轴互相垂直，且胎宝宝之肩膀或手为先露部位，称为横位，当胎宝宝的体重小于1 500克、多胎妊娠、有过孕产经历或腹壁松弛等情况，都会增加横位的可能性，也就是宝宝横躺在骨盆入口上，头无法入盆。横位时，宫高并不高，但子宫形状偏横，在腹部的一侧可以摸到宝宝的头部。

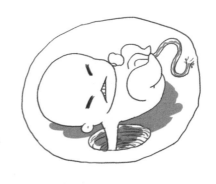

孕妈妈在生活中要避免一些行为，如患病孕妇不宜久坐久卧，要增加诸如散步、揉腹、转腰等轻柔的活动。

做好产前检查，预先诊断出胎位不正，及时治疗，如未转为头位，则先做好分娩方式选择，若出现破水、宫缩等紧急情况，要及时入院。这样，可以预防分娩时胎位不正及避免因胎位不正造成的严重后果。

二胎宝宝横位怎么办

妊娠28周后如果发现横位，可以采用侧卧位的方式来矫正，即侧卧，上面的脚向后，膝盖轻轻弯曲，侧卧30分钟，睡觉时也可采用这种姿势。也可以使用艾灸，或者请医生进行外倒转术，使宝宝的头转向骨盆入口，用腹带固定。

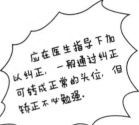

应在医生指导下加以纠正，一般通过纠正可转成正常的头位，但矫正不必勉强。

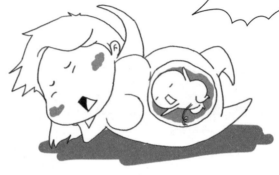

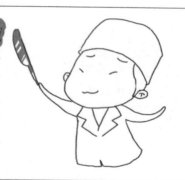

如果临产时宝宝还是横着，就容易出现胎膜早破，引起脐带脱垂，应做选择性剖宫产。臀位分娩，初产妇多做剖宫产；经产妇、胎宝宝较小、骨盆够大者，可考虑尝试阴道分娩。

二胎宫缩需留意

初产妇的宫颈一般是临产时才开始扩张，但二次妊娠时宫颈很有可能在临产前几周就已经扩张了，此时孕妈妈也许并没有什么感觉。

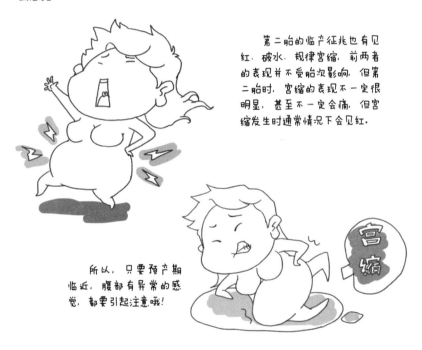

第二胎的临产征兆也有见红、破水、规律宫缩，前两者的表现并不受胎次影响，但第二胎时，宫缩的表现不一定很明显，甚至不一定会痛，但宫缩发生时通常情况下会见红。

所以，只要预产期临近，腹部有异常的感觉，都要引起注意哦！

宫缩

临产前的宫缩是由不规律的假性宫缩逐渐成为规律性宫缩的，孕妈妈可能无法判断哪一次才是真宫缩。因此，如果出现有规律的腹痛，就要抓紧时间入院了，防止有突然情况发生。

二胎分娩更容易吗

　　一般情况下，第二胎的产程进展会比第一胎快。第一产程大概只需要5～8小时，甚至更短。第二产程一般只需要20分钟左右。

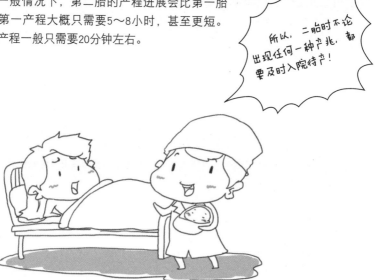

所以，二胎时不论出现任何一种产兆，都要及时入院待产！

　　虽然生二胎时孕妈妈已经知道分娩是什么样的，没有首次分娩那么紧张，但此时孕妈妈和胎宝宝的身体状态与首次分娩未必会一模一样，所以，仍存在一定的不确定性，还是应该引起重视。

二胎产后宫缩更疼

二胎产后1周内，可能会出现阵发性的腹痛，也就是产后宫缩痛，分娩结束一两天后宫缩最严重。

产后子宫要恢复原来的大小，会有阵痛，痛感每个人是不同的。一般分娩次数越多，子宫恢复得越慢，疼痛时间就会越长。

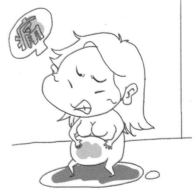

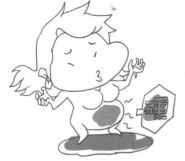

宫缩时，在下腹部能摸到隆起变硬的子宫。母乳喂养会加剧宫缩。

可以通过对下腹部进行热敷、轻轻按摩小腹、适量使用止痛药物等方式来缓解宫缩。但如果几天后宫缩没有缓解，甚至更加严重，就应该及时就医。

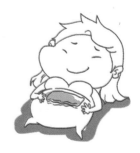

55

二胎更易发生羊水栓塞吗

随着分娩次数的增加，羊水更容易透过变得疏松的子宫组织进入母体，羊水栓塞的风险就会增加。

第一胎剖宫产的孕妈妈，如果这次怀孕时胎盘在剖宫产疤痕上，羊水栓塞的风险也会增加。

所以，一定要做好产检，产前也要评估疤痕破裂的风险。临产前的宫缩痛如果不是一阵阵的，而是持续的，也要及时告诉医生。

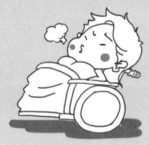

★ 羊水栓塞的诱因 ★

1 胎膜早破。

2 前置胎盘。

3 胎盘早剥。

4 子宫破裂。

5 剖宫产。

6 器械助产。

★ 羊水栓塞的主要原因

1 宫缩过强（包括自发性的或缩宫素使用所致的）。

2 急产。

3 羊膜腔压力高。

二胎生产后怎样恢复阴道弹性

★多点耐心和坚持★

阴道本身有一定的修复功能，生产时出现的扩张现象一般会在产后3个月左右恢复。但是，毕竟经过了两次挤压、拉伸，甚至撕裂，阴道中的肌肉会受到损伤，即便两次都是剖宫产，在两次孕期，胎儿的压迫也会使阴道发生自动扩张。

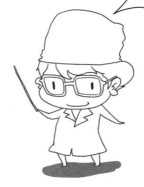

所以，二胎产后，阴道弹性的恢复需要更长的时间。孕期和产后妈妈可以通过一些锻炼来加强弹性的恢复，促进阴道紧实。

★合理摄入营养★

除了恢复性锻炼，产后还要保证必需营养的摄入，保证肌肉功能的恢复。

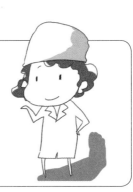

★借助医学方法★

如果由于休息不当、过于劳累，锻炼后阴道恢复情况不够乐观，需要时，也可以考虑借助医学方法来修复，如阴道紧缩术。

★盆底肌锻炼恢复阴道弹性

　　盆底肌的锻炼不受时间和地点的限制，简单易做，只需更长期坚持。经过这些日常的锻炼，可以显著改善盆腔肌肉的张力和阴道周围肌肉的收缩能力，帮助阴道恢复紧实和弹性，对提高性生活质量也是非常有利的。

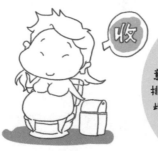

屏住小便

在小便的过程中，有意识地屏住小便几秒钟，中断排尿，稍停后再继续排尿。如此反复，经过一段时间的锻炼后，可以提高阴道周围肌肉的张力。

提肛运动

在有便意的时候，屏住大便，并做提肛运动。经常反复，可以很好地锻炼盆腔肌肉。

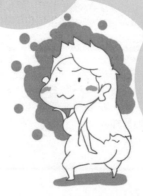

收缩运动

仰卧，放松身体，将一个手指轻轻插入阴道，后收缩阴道，夹紧阴道，持续3秒钟后放松。反复重复几次。时间可以逐渐加长。

卧式锻炼

靠床沿仰卧，臀部放在床沿，双腿挺直伸出悬空，不要着地。双手把住床沿，以防滑下。双腿合拢，慢慢向上举起，向上身靠拢，双膝伸直。当双腿举至身躯的上方时，双手扶住双腿，使之靠向腹部，双膝保持伸直。然后，慢慢地放下，双腿恢复原来姿势。如此反复6次，每天一回，可常年不辍。

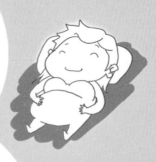

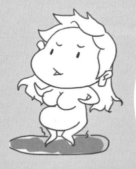

配合腰腿锻炼法

新妈妈取仰卧位，以头部与双脚为支点，抬高臀部，同时收缩耻尾肌，放下臀部时放松耻尾肌，使臀肌和阴部肌肉同时得到锻炼。熟练后可在街上等公共汽车、在家看书或上网时做，没有任何副作用。

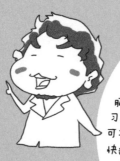

波浪式锻炼法

新妈妈坐在椅子上，由后向前缓慢地将耻尾肌收缩。在收缩状态下，头脑放松默默数数字。脑子里想象大海波涛起伏的情景，反复练习，反复体验。慢动作易使人不耐烦，中间可夹杂一些快动作，先迅速有力地收缩，然后快速放松外鼓，不仅使肌肉放松，而且有意识地使肌肉略微朝外鼓起。这样连续有力地收缩、外鼓、收缩、外鼓，快慢动作交替进行。耻尾肌严重松弛者，每天可坚持收缩100次左右，熟练后站着躺着均可练习。

其他运动

走路时，有意识地要绷紧大腿内侧及会阴部肌肉，后放松，重复练习。经过这些日常的锻炼，可以大大改善盆腔肌肉和阴道周围肌肉的张力，帮助阴道弹性的恢复，对性生活有所帮助。除了恢复性的锻炼，产后妈妈还应该保证摄入必需的营养，保证肌肉的恢复。

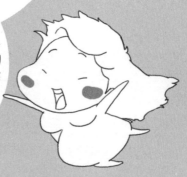

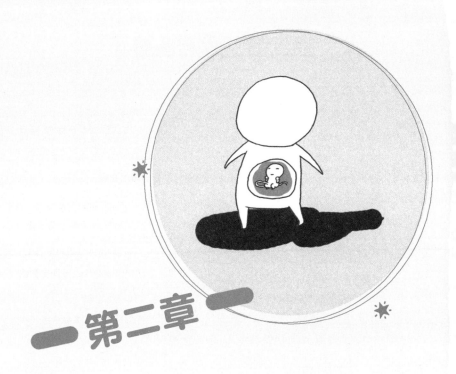

一 第二章 一

听听二胎妈妈怎么说

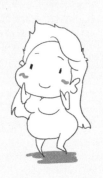

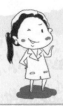

要二胎，我准备好了

　　大宝是女孩儿，刚满三周岁。二宝正在我肚子里孕育，今天是11周+5天。很多人问我，希望是男孩儿还是女孩儿。最初，希望她是女孩儿，两个小姐妹相差三岁，一起玩，长大后一起说说悄悄话……现在觉得，只要她健康就好，男孩儿、女孩儿都喜欢。

　　身为80后的我们，正好赶上二孩政策开放。说实话，最开始我并没有过多地考虑这个问题。生完大宝后，父母为我们付出了很多，无论从经济上，还是生活上。只有自己当了父母后，才更深刻地体会到父母对我们那种无私的爱。曾因为这个原因不想要二胎，不想让自己的父母再受累。但是有一天我突然明白，毕竟我们陪孩子的时间有限，再生个宝宝，以后可以给孩子彼此留一个亲人。而且，父母很支持我生二胎，这更坚定了我要二胎的决心。

　　我第一次怀孕时，胃口很好，怀孕三个月就胖了十斤，十个月没孕吐一次，无任何不适反应。现在怀二胎，胃口没有怀一胎时那么好，怀孕快到10周时，白天会有恶心的感觉，但没有严重到呕吐，喜欢吃酸的以减弱孕吐反应。比如，猕猴桃、橙子、苹果，白天还会用柠檬泡水喝。孕吐反应严重的宝妈可以试试。生完一胎后，腰围没有恢复到产前那么好，怀孕52天拍影超时，医生以为我怀孕3个月了，我听完欲哭无泪。无所谓了，只要宝宝健康就好，生完再瘦身吧。

☐■☐☐☐☐☐

　　我很期待二宝加入我们这个大家庭，想想将来的四口之家就好兴奋。养两个孩子无论在经济上还是精力上一定会比一个孩子累很多，但想想当我们老的时候，孩子不是一个人承担一切，不会那么孤单，就觉得欣慰。借用朋友的话："我们的幸福在20年以后。"

　　要二胎，我准备好了！你们呢？

Sev7-ele

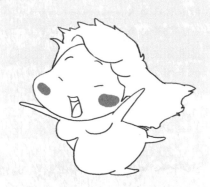

63

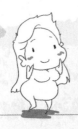

两个大儿子

我的二宝已经五个月，准确地说是150天！老大王周岁零四个月，两个都是男孩儿，和亲们分享下我的二胎经历！

刚怀二胎时早孕反应特别强烈，与怀老大时简直天壤之别，所以起初的四个月一直以为是个女孩儿！这期间我一直告诉老大："妈妈要给你生个妹妹，以后你会是大哥哥，可以和妹妹玩耍，要保护妹妹啊！"老大不但没有任何抵触心里，而且特别开心。这让我感觉很幸福。慢慢地我开始用肚子里宝宝的口吻跟老大说话，比如，老大放学回家，我会说妹妹想哥哥了，问哥哥今天去哪里了？老大就会特别兴奋地对着肚子说，哥哥去上学了！

当然老大也一直在纠结一个问题：以后是不是就不能和妈妈一起睡了？这让他有点不开心！尽管我一直告诉他，和爷爷奶奶睡一段时间，很快妈妈就会陪你了。显然，老大还是有些不高兴！

很快二宝出生了！是个男孩儿，显然老大不是特别满意，他一直计划着要和妹妹玩儿，突然知道不是妹妹了，有些失落！不过我出院后老大还是特别乖地告诉我："妈妈，我和爷

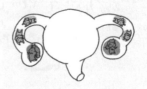

64

爷奶奶睡，你接着弟弟睡吧！"我感动得都有点想哭，我家的老大好像一夜之间长大了！直到现在，这个哥哥做得都相当称职。每天放学必须要和弟弟说两句，会安慰弟弟别哭，会亲弟弟，会逗弟弟笑……虽然有时也会不顾一切地抱起躺着的弟弟，吓得我一身冷汗！其实老大的感受特别重要，毕竟两个宝贝都还是孩子，爸爸妈妈要心照顾二宝，同时也要让老大感觉到爸爸妈妈一样爱他，这样才不会让老大觉得孤单！虽然每天看着两个孩子相处是既快乐又有点担心，但是，不管怎样我都觉得给孩子个伴儿，让宝宝知道什么是手足之情，这些比什么都重要！

kelebao1213

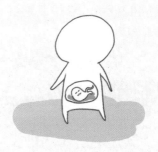

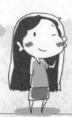

初尝儿女双全的滋味
——快乐大于辛苦

　　我发现自己意外怀孕，是要还是留？我的女儿刚刚上幼儿园，无需再为白天谁来照顾孩子而发愁，工作也刚走上正轨，我是真的不想生二胎，起码没打算那么快就再次怀孕。但老公是个善良、爱孩子的男人，他希望留下这个宝宝。经历了近半个月的纠结，我们终于决定留下这个孩子。虽然当时三岁半的女儿貌似不太喜欢妈妈肚子里的小家伙儿。但是，我们决定尊重这个偶然闯进我们生活的小生命，去全身心地孕育和爱他（她）。

　　做好决定不久，刚刚吃上叶酸，孕个半月，孕吐就来势汹汹，喷射性呕吐让我常常来不及跑到卫生间，在门口就吐得稀里哗啦，趴在马桶上，一遍又一遍地把吃进肚子的食物吐出去，然后是苦苦的胆汁，然后是黑红色的黏液。最难过的是，老公不在身边，父母也不在，吐到虚脱的我还要考虑闺女的吃饭问题。

　　孕4月，孕吐终于过去了，我开始踩着三四厘米的小高跟鞋，笑纳着周围同事们"你看人家怀孕多轻松"的赞美。不过新的情况又出现了，睡眠开始变浅，常常凌晨两三点醒来，睁眼到天明。突然有一天去上厕所，起身后，发现马桶里赫然一摊鲜血，我的第一反应就是：坏了，我的孩子没了，这些天的罪白受了。然后，赶紧去医院做B超。结论是先兆流产，尚有胎心，建议保胎试试。我泪如雨下，心有不甘，更害怕失去这个孩子。之后就开始了1个多月的卧床保胎，躺到了孕5月。胎动来了，产检一切正常，据医生和经验人士（婆婆）说，此时孩子已经稳固啦！

孕5月到孕7月，消停了俩月，我接着上班、照顾女儿。然后，意外又出现了。有几天，在安静休息的时候，感觉到类似宫缩的肚子痛。毕竟我也是二胎孕妈妈了，经验相对丰富，当时就感觉不妙。果然，孕28周产检，结果是先兆早产。医生告诉我，随时面临子宫破裂的危险，母婴均有生命危险，要绝对卧床，药物控制宫缩，看能否坚持到34周。我又开始了吃喝拉撒睡都在床上的生活，整整在娘家躺到37周，其间，经历了与女儿最长时间的分离，她被送到奶奶家。现在想来，还觉得对不起我的大宝贝！

几多艰辛，几多惊吓，终于剖宫产下了现在怀中的小儿子，与女儿凑成个"好"！躺在手术台上，有神功德圆满的感觉！

虽然接下来的日子，还会有许多辛苦，但相信更多的是蜜糖般的幸福。等待、陪伴我的两个宝贝慢慢长大，此生已无憾。

张朵朵的弟弟张壮壮

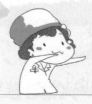

陪伴是最好的礼物

□■□□□□

如同当年怀上大宝一样，二宝也是不期而遇，虽是意外，但宝爸坚决要留下。现在还有18天，肚子里的二宝就要和我们见面了。

刚发现怀孕，我就赶紧告诉大宝，五岁的大宝高兴坏了，她早就催我给她生个妹妹。从此大宝天天催我去医院把妹妹生出来。

很多人觉得，生老二会对不起老大。说实话，我很不支持这样的观点。我认为，手足是父母能给孩子最好的礼物！我自己就是个独生女，和我女儿不一样，我小时候爸妈逗我说要个弟弟或妹妹，我都坚决反对，现在长大了才觉得，如果说这一生有什么遗憾，大概就是没有兄弟姐妹了！我不希望我的女儿和我一样，即使做姐姐照顾弟弟、妹妹，也是一件极其幸福的事！从小学会接纳、包容、分享，学会付出爱，我希望女儿的人生路上不仅有父母陪她这一程，还有她同胞手足跟她一起面对人生的风雨或阳光，我相信这会是她人生极大的财富。

附上大宝的小故事两则：
①大宝自来卷，外号小卷毛。有一天：
我问："宝贝，如果有了妹妹或弟弟，你就是大卷毛了，叫你大毛，叫他二毛，好吗？"
大宝很干脆地回答："好啊！"
②大宝好奇地问："妈妈，妹妹在你肚子里吃什么？"

68

我回答："妈妈吃的东西，她就会吸收。"

大宝又问："什么是吸收？"

我勉强回答："呃，就是妈妈吃了她再吃。"

大宝只是简单地："哦！"

晚上正准备吃饭，大宝赶紧说："妈妈快把妹妹叫醒！"

我莫名其妙，问他："为什么？"

大宝认真地回答："吃饭啊！万一妹妹睡着了，你吃的饭掉下去她没接到，她该饿哭啦！"

哈名能不重复

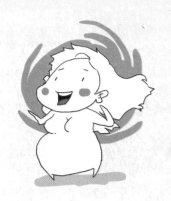

69

如果可以，我不介意再生一个

我家大宝明天就三周岁了，我的二宝还在肚子里，现在23周3天啦！

早在结婚之前就想要两个宝宝的，所以，从来没有在生二胎的问题上纠结。一是觉得一个宝宝太孤单，想让她从小就有个伴儿，等我们老了，她们就是彼此最亲的人。二是我们有些自私的想法，现在的孩子长大了就都要去外面闯世界，等我们老了，如果只有一个孩子，她没时间回家探望，我们自己也会孤单，但是多一个孩子，我们见不到这个还可以看到另外一个，他们轮流回家看望我们，我们不孤单，他们的负担也会小些。

怀大女儿的时候没有任何反应，该吃吃该喝喝，我觉得我的女儿就是来报恩的，我没有受半点罪，以至我胖了60斤，生产时180斤，历经两年多千辛万苦的减肥，好不容易瘦到120斤了，发现怀了二宝。从怀孕一个多月就开始孕吐、乳头刺痛、头晕……各种不适，直到怀孕四个月才好些。肚子一天天大起来，大女儿会把耳朵贴在我的肚皮上，然后很像模像样地对我说："妈妈，我听到小弟弟跟我说话了，他在喊我姐姐呢！"（我刚怀孕时问我女儿想要小弟弟还是小妹妹，我女儿说是小弟弟），但是无论男宝还是女宝，我和老公都会喜欢啦。如今我们算是儿女双全啦，就一个"好"字。

——洛舒薇

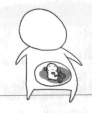

等待天使降临

　　因为已经生过孩子，所以知道应该提前备孕，两个月过去了，没有好消息到来，最后选择顺其自然，没想到惊喜就出现了。

　　怀二胎的第一个月没有早孕反应，感觉还不错。孕二月时产检，医生说："有囊肿，而且比较大，如果是病理性的就不能要这宝宝，如果是生理性的，怀孕期间可能会长大，挤压到宝宝。"听完这些，我揪心的日子开始了，每天上网看帖子，问有过类似情况的姐妹，最后得到的答案就是放松心态、饮食注意。到了孕三月去复查时，医生说囊肿消失了，那时真是高兴得想跳起来，但是被我克制住了。担忧过去了，然后就开始慢慢感受二宝的成长。跟怀大宝时一样，烧心反应（胃灼热）严重，简直"酸爽的"不要不要的，孕晚期一样睡不好觉。不同的是怀大宝时到了孕晚期才出现的尿频，这次从孕早期就开始了，真让人难过，觉得二宝太会折磨人了。但是想想大宝降生的那一刻，就只剩幸福了。

　　现在离"卸货"只剩半个多月了，希望一切顺利，也祝跟我一样孕育着宝宝的姐妹一切顺利，我们一起迎接小天使的到来。

说丑怪说嗖

二胎改变了我的生活

□ ■ □ □ □ □

我家大宝在5岁的时候每天都会说："妈妈没人陪我玩。"我想也是，现在的孩子除了在幼儿园跟同龄的小朋友玩儿，回到家就是自己，很孤单。所以，我就想在自己30岁之前生二宝，给大宝填个弟弟或妹妹，有人陪他玩，也让他学会照顾小弟弟或妹妹。

怀孕时我来说很受罪。生完大宝身体没调养好，隔了六年想要二胎，很快就怀了宝宝，心想要是个女孩儿就可以拼个"好"字，要是男孩儿也不错。接下来妊娠期的反应和怀大宝时一样。吐得厉害、心慌、血压低。看看肚子一天天大起来，我的心里有说不出的激动。

大宝顺产，二宝也是顺产，生了个男孩儿。我家大宝去看小弟弟时，第一句话就是："妈妈他怎么那么小，好可爱。"从医院回到家里，月子里我自己带的二宝，出了月子，我的二胎时代就算是真正的到来了。

每天都在两个孩子间忙碌。大宝闹、小宝哭，从前那个干净的家变得乱糟糟的，心想等孩子大点儿会好的。小宝一周岁，会走路了，我担心他到处跑、到处爬，有时大宝看看小宝，没一会儿工夫就听大宝喊："妈妈弟弟尿裤子了!""妈妈弟弟乱扔东西。"我的脾气从温柔变得暴躁,大宝说妈妈像老虎牙。因为有了孩子,出门不方便,我学会了网购,学会了精打细算地过日子,跟老公之间的话题最多的就是孩子,二宝穿的都是哥哥小时候的衣服……有了二宝,我们两口子开始有吃俭用,只是为了能给两个宝宝更好的生活,当初就想让孩子有个伴儿的想法,现在看来是实现了,但我的生活也改变了。

woaichi玉米

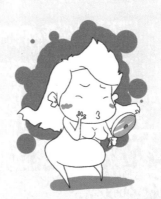

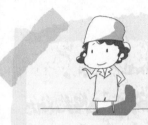

健康快乐地成长吧

□ ■ □ □ □ □

十天前，我的第二个宝宝顺利降生！

怀孕期间，我真的觉得累，躺在手术台的那一刻，我心里想着：终于要"卸货"了！当听到孩子哭的时候，眼泪不禁地流了出来，跟大宝出生时一样的激动！大宝当时早产，如今二宝足月降生，总算是放心了。当时医生把二宝抱到我身边，我亲了一下，医生随后跟我说，八斤一两，男孩！我就不由地想起我的女儿，生下来时体重只有弟弟体重的一半，当时觉得好对不起我的大宝！

家里人都非常的开心！可是孩子出生没两天，被查出新生儿溶血，不得不住进新生儿科，当时我一个人在病房里很难过，心里一直在想：我生两个孩子，没有一个顺利的，大宝早产，二宝因为我是O型血而发生新生儿溶血！

坐月子期间一想到孩子就会流眼泪，都已经10天了，二宝还没出院！虽然二宝的病情不是很严重，但是他不在我身边，我真的好心痛！

说到这里，我就是想告诉大家，生孩子真的很不容易，宝宝就是妈妈的命，不管大宝还是二宝，都想从他（她）出生的那一刻开始，就能看着他（她）健康快乐地成长！

如果你是爱上我的沧桑

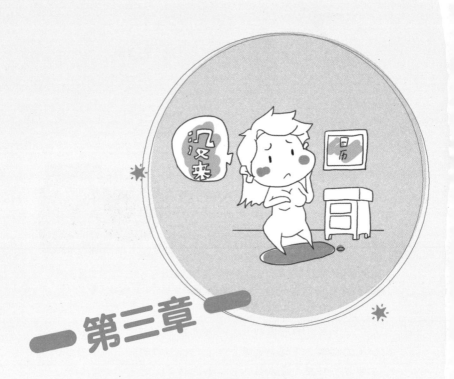

第三章

图解胎儿发育

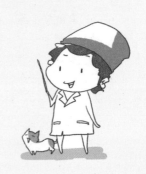

第1周（1~7天）

★宝宝的变化★

当精子穿入卵子时，通常在其中一条输卵管的上方，受精就发生了。在受精的那一刻，胎儿的性别就已经确定。在一开始，受精卵就拥有所有完整的遗传密码：23条染色体来自父亲，另外23条来自母亲。有时两个卵子会与两个精子同时受精，这就形成异卵双胞胎；比较少见的是，一个卵子与一个精子受精，之后再分裂为两个受精卵，形成完全相像的双胞胎。在这不过10厘米长的、4天的输卵管的旅程中，细胞每天都会分裂增加一倍，所以当这一组即将形成胎儿的细胞群到达子宫时，他（她）已经至少有16个细胞大了。

★二胎妈妈更要全面补充营养★

怀孕不是从精子和卵子的相遇开始的，而是从生成具有怀孕能力的卵子和精子的瞬间开始的。备孕的女性从末次月经开始，应随时检查是否怀孕。尤其是高龄备孕妈妈，更需要加速进补，使身体处于最佳状态。

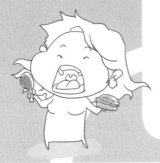

蛋白质不可少

受孕前后，如果碳水化合物、脂肪供给不足，孕妈会一直处于饥饿状态，可能会导致胚胎大脑发育异常，影响胎宝宝的智商。尽量选择易消化吸收、利用率高的蛋白质，如鱼类、乳类、蛋类、肉类和豆制品，每天应保证摄取150克以上的主食。

平衡合理的营养

食物品种应当杂一些，注意荤素搭配、粗细结合、饥饱适度、不偏食、不挑食、不忌口，并根据个人活动量、体质及孕前体重决定摄入量和饮食重点，养成好的膳食习惯。

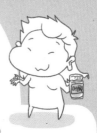

继续补充叶酸

叶酸是怀孕初期非常重要的营养成分。孕妈妈摄入叶酸不足时，容易发生贫血。怀孕期间多食叶酸，可以防止怀孕初期出现的胎宝宝神经缺损。因此，应从怀孕之前开始摄取叶酸，且因叶酸在人体内的停留时间有限，所以应该每天摄取。

★准爸爸也要补充叶酸★

　　年龄超过30岁的准爸爸的精子质量会明显下降，因此，准爸爸也必须补充叶酸，叶酸是提高精子质量的重要物质，当叶酸在男性体内呈现不足时，精液的浓度及精子活动能力就会下降，会减少受孕机会。此外，由于叶酸参与了体内遗传物质DNA（脱氧核糖核酸）和RNA（核糖核酸）的合成，所以，传递着遗传信息的"种子"也离不开叶酸。

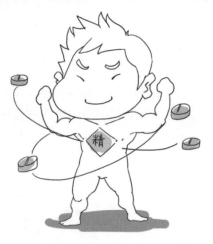

　　　　叶酸含量丰富的食物包括：各种水果、大豆、黄绿色蔬菜、五谷杂粮等。饮食营养均衡的情况下就可以摄取充足的叶酸。在摄取不足时，可以服用补充叶酸的保健食品或孕妈妈专用维生素。世界卫生组织推荐孕妈妈每日叶酸摄入量为0.4毫克，孕中期、孕晚期之后，每天补充0.4～0.8毫克。叶酸不宜摄入过多，一旦过量摄入，可影响体内锌的吸收，因此，在补充叶酸的同时，注意补充锌元素。

第2周（8~14天）

★宝宝的变化★

　　精子和卵子结合，形成了受精卵。精卵结合后成为"合子"，当细胞数目完成130个左右时，即产生分裂；到了受精后5~6日即分为内胚叶、中胚叶、外胚叶等三个细胞群，以便担任各种不同的职责，并形成人体内的各部分。这期间，将成为胚子的胚盘，完成了羊膜、卵黄囊、羊水腔、胚外体腔等的分化，而且内含液体。而包藏这些东西的袋状物，即称为"胎囊"。直径为1~2毫米大小。另外，营养膜即将在胎盘与胎儿之间形成脐带，由母体摄取酸素和营养。

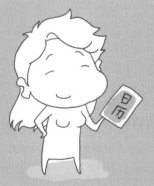

★精确计算自己的排卵日★

　　放松心情，最好在排卵日当天跟丈夫结合。此外，孕早期的营养与检查对备孕妈妈和胎宝宝非常重要，为了小生命的健康成长，应该做好准备。

月经周期数字推算法

如果你是月经周期非常规律的女性，就可以用数字法推算自己的排卵周期。从月经来潮的第一天算起，下次月经来潮的14±2天就是排卵期。

基础体温测定法

这种测法效果也比较明显，但操作时间长，需要每天早上起床后测量体温。月经期和月经后的7天内是持续的低温期，中途过渡到高温期后，再返回低温期，然后下次月经开始，中途的高温期就是排卵日。

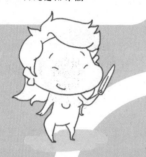

B超排卵监测法

在预测排卵时间的方法中，B超监测是最直观的方法，它可以看到卵巢内有几个卵泡在发育、大小是多少、是不是已经接近排卵的时间等等。对于月经周期不准的女性这种方法尤为适合。

排卵试纸测定法

女性尿液中的促黄体生成激素会在排卵前24小时左右出现高峰值，而排卵试纸，就是通过测定这种峰值水平来确定排卵日期，待孕妈妈不妨去买张排卵试纸来测定自己的排卵日。

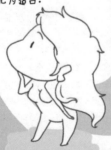

★提高受孕的诀窍★

双方保持身心愉悦

当人处于良好的精神状态时，精力、体力、性功能也会处于良好状态，精子和卵细胞的质量也高。性生活时没有忧郁和烦恼，夫妻双方精神愉快、心情舒畅，此时受精，易于着床受孕，胎儿的素质也好。

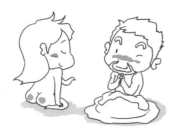

掌握性生活的最佳时间

计划怀孕时，待孕妈妈掌握准确排卵日至关重要。每月有5天为最佳受孕时间，即排卵日当日及前三天和后一天，受孕的概率最高，夫妻双方就可以做好迎接新生命的准备了。

性生活后多躺一会儿

性爱后，有的待孕妈妈可能想马上洗澡，如果想提高受孕概率，应该在床上多躺一会儿。用枕头把臀部抬高，使子宫颈最大限度地接触精子。这样做不但可以防止精液外流，还可以借助地球引力帮助精子游动，加大受孕概率。

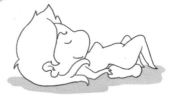

富含锌的食物

植物性食物中含锌量比较高的有豆类、花生、小米、萝卜、大白菜等；动物性食物中，以牡蛎含锌最为丰富，此外，牛肉、鸡肝、蛋类、羊排、猪肉等含锌也较多。

富含蛋白质、维生素的食物

如牛肉、鸡蛋、豆制品、新鲜蔬菜、水果等。

富含精氨酸的食物

精氨酸是精子形成的必需成分，能够增强精子活力，对男性生殖系统功能有重要作用。可多吃鳝鱼、海参、墨鱼、芝麻、花生仁、核桃等。

17：00-23：00是受孕的最佳时刻。

第3周（15~21天）

★宝宝的变化★

第3周是胎盘与羊膜开始形成的时期，宝宝与妈妈的血液循环建立了联系。此时的宝宝被称做"胚芽"。小宝宝在外形上还没有形成人的特征。在滋养层里，宝宝的胚胎开始成形，现在看起来像个椭圆形的盘子。羊膜腔在第8天形成，到第12天，宝宝的胚胎就已经达到2000个细胞了，第二周末，胚胎已有0.2毫米长。

★这些怀孕征兆不要忽视★

第二胎与第一胎的怀孕征兆未必完全相同，因此，准备要二胎的待孕妈妈还是应该细心留意自己的身体变化。

停经

这是最明显的征兆。有性生活的健康女性，如果平时月经都很规律，一旦经期过了10天以上，就应该怀疑自己已经怀孕。

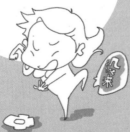

出现类似感冒的疲倦

怀孕的征兆因人而异，很多女性会出现类似于感冒的症状。怀孕时体温会比平时高，同时会像感冒一样全身乏力，自觉发冷……这种情况在怀孕初期会一直持续。这对计划怀孕的女性来说一定要慎重，不能随意用药，一定要去医院检查是否怀孕了。

恶心和呕吐

恶心、呕吐可能会被误认为是感冒，有的人在怀孕3周后就感到恶心，大多数会在怀孕5~6周时才感到恶心。这种现象被称为"早孕反应"。在一天的任何时间都可发生，有的是轻微作呕，有的是一整天都干呕或呕吐。早孕反应会在怀孕14~16周自行消失。

阴道微量出血

受精卵着床时会造成轻微出血，多数女性常常会误以为是月经来了。

情绪不稳

情绪变化非常大，有时候非常高兴，有时候却变得急躁、不耐烦、心情郁闷。

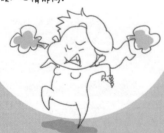

尿频

在怀孕的前几周，孕妈妈会特别频繁地想排尿，这是由激素改变造成的（孕晚期则因为膀胱受到压迫）。

★ 如何检测怀孕 ★

尿液检测

在家或者在医院通过早孕试纸检测，是最常见，也是最快捷的一种方法。按照说明书使用即可。很多女性都会选择早孕试纸来进行最初的验孕检测。用晨尿检测可以提高检测的准确性。

若受精成功，在性生活后的10多天（月经前一周）即可测试。一般在月经期过后7~10天检测比较准确，怀孕时间越久，两条线就越明显。

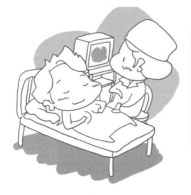

B超检查

在怀孕6周以上，利用B超检查能确认胎囊状态，如果B超检查中发现子宫体积变大，同时子宫内壁变厚，就能确认已经怀孕了。B超检查能检测孕妈妈是正常怀孕还是宫外孕。所以，即使早孕试纸显示已怀孕了，建议孕妈妈也要在怀孕6周时去医院接受B超检查。

血液检查

一般在月经还没来的一周内，医生可能会建议做血液检查来检测是否怀孕。孕妈妈去医院验孕之前可以吃饭、喝水。但若同时做血糖、肝功能系列的检查就需要空腹了。

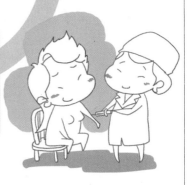

第4周（22~28天）

★宝宝的变化★

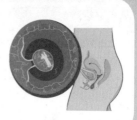

　　胚胎在短短的一周时间里，体积将增长10倍，心脏开始形成，宝宝的头部开始有了一个雏形，此时会出现一个小尾巴，像小豆芽一样，将来会发育成骶骨和尾骨。脑、脊髓等神经系统、血液等循环器官的原型几乎都已出现。

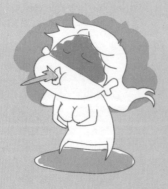

★遇到这些早孕反应怎么办★

　　许多女性在妊娠期间都会发生或多或少、程度不同的妊娠反应，并出现些许病理性或生理性的症状。其中大部分属于正常现象，适当休息、调节饮食后症状会减轻乃至消失。但每次怀孕的情况都会有所差异。面对痛苦的早孕反应，如何消除或缓解？

恶心、呕吐、吃不下

日常饮食可采用少食多餐的办法，吃了吐，吐了还要吃。注意多吃一些对胎儿发育，特别是大脑发育有益的食物，如蛋、鱼、肉、牛奶、动物肝脏、豆制品、海带、牡蛎以及蔬菜、水果等，以确保蛋白质、维生素、无机盐等各种营养素的充分摄入。食物要清淡，尽量不吃太咸、过于油腻或有特殊气味的食物；饼干、面包等食物可降低呕吐的不适程度。吃完点心后，1个小时左右再喝水。

有些孕妈妈对特定食物的气味相当敏感，一闻到便有想吐的感觉。所以，对那些食物最好敬而远之，不要接触。

四肢无力、易疲倦

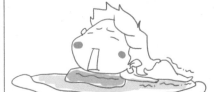

疲倦感的产生，主要由于体内黄体酮偏高，而黄体酮恰恰有镇静的作用。另外，妊娠早期新陈代谢速度加快，因此会感到非常疲惫，有时甚至控制不住自己，想着马上睡觉。要少吃或不吃冰冷和不易消化的食物。适当减少运动量和工作量，怀孕初期应该充分休息。多补充电解质可减轻头晕及四肢无力的症状。

胸口灼热

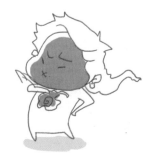

在妊娠早期出现"胃灼热"感，一般不需治疗，只要饮食上注意少食多餐，吃易消化的高纤维素食物，少吃甜食及高脂肪食物，并适当进行户外活动，保持轻松愉快。症状明显时喝杯牛奶或吃点食物则可使"胃灼热"感减轻或消失。

失眠

孕妈妈可以白天进行适当的锻炼。睡前散散步、听听音乐、喝杯牛奶等，调整好睡眠，切记不可滥用镇静剂或其他药物，以免影响胎儿智力、身体发育。每天晚上10点钟左右，用温热水浸泡双足，促进入睡，逐渐培养身体生物钟的正常节律。

★ 怎样推算预产期 ★

　　一旦确定怀孕，孕妈妈最想知道的就是胎儿何时出生，推算出预产期才能有计划地迎接宝宝的到来。

数字推算法

　　月经规律的女性，可以根据月经数字推算预产期。末次月经月份减3或加9，天数加7。用农历计算，则月份减3或加9，天数加15。若月经周期为25天，预产期为在原有天数上相应减3；若月经周期为40天，预产期则为在原有天数上加10。

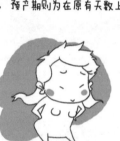

胎动日期计算

　　如果你记不清末次月经日期，可以依据胎动日期来进行推算。一般初产妇胎动开始于怀孕后的18～20周，经产妇一般在16～18周即能感觉到胎动，甚至更早。计算方法为：初产妇是胎动日加20周；经产妇是胎动日加22周。

B超检查推算

　　月经不规律或者忘记末次月经的女性可以去医院咨询专业医师来计算预产期。医师通过B超测出胎头双顶径值、头臀长度及股骨长度即可估算出胎龄，并推算出预产期。

　　基础体温曲线也能推算出预产期，即将低温段的最后一天作为排卵日，从排卵日向后推算264～268天，或加38周。

第5周（29~35天）

★宝宝的变化★

这个时期胚胎已经在子宫内着床，完成着床大概需要4~5天，而且必须具备3个条件，即透明带在受精后7天左右必须消失，使胚胎泡解脱并与子宫内膜直接接触；子宫内膜分泌旺盛，间质水肿，血管扩张充血；囊泡周围的细胞分化为滋养细胞和合体细胞两层，其中合体细胞能分泌子宫内膜的蛋白分解酶，使胚胎泡着床。此时已经可以辨认出最原始的结构胚盘和体蒂。胚体浸泡在羊水中，犹如自由游动的鱼，母体和胚胎的联系已很紧密。

★孕吐的应对策略★

日常生活中这样调整

保持室内空气流通，新鲜的空气可减轻恶心的感觉。另外，孕妈妈要远离油烟味，妊娠期最好让别人代劳煮饭做菜。远离较为呛鼻的气味，例如烟味、油漆味、鱼腥味等。穿着宽松的衣物，有助于缓解腹部的压力。睡觉时可将枕头垫高，减少食物反流的情形。早晨起床时不要突然起身，应该缓慢地下床。

89

合理使用止吐药

　　孕妈妈经过饮食与日常生活作息的调整之后，若还是剧烈呕吐，则可与保健医师进行沟通，考虑是否需要服用止吐的药物。一般来说，"早孕反应"是孕期的正常生理现象，并不是疾病。避免使用药物治疗，应该从饮食、生活作息方面加以调整，保持心情的舒畅，才是最正确的处理方式。实在严重的话，可以在医生的指导下服用维生素B和铁剂，可减缓恶心的感觉。

孕妈妈还可以将一些小饼干放在床头，早上起来之前吃一两块，如果半夜醒来，吃一小块饼干也有助于防止早上呕吐。

饮食上支几招

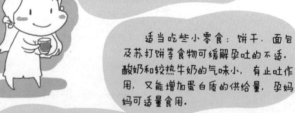

　　吃易消化的食物：应该充分补充因呕吐而流失的水分。要多喝白开水、果汁、汤等。如果有凉菜，最好吃凉菜，而热菜最好趁热吃。

　　适当吃些小零食：饼干、面包及苏打饼等食物可缓解孕吐的不适。酸奶和较热牛奶的气味小，有止吐作用，又能增加蛋白质的供给量，孕妈妈可适量食用。

　　利用酸味提高食欲：所有的食物最好都少量摄取。有食欲时，不管什么都要少吃，而且要细嚼慢咽。人在吃喜欢的食物时心情就会比较舒畅，还能勾起对其他食品的食欲。

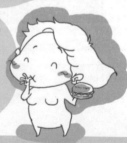

★什么情况下需要保胎★

保胎必须是在胚胎存活的情况下才能进行。在怀孕最初的3个月内，虽然存在着流产的风险，但好的胚胎一般不会流产。

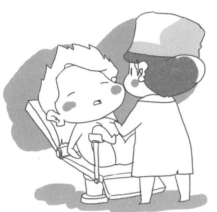

1.当发现阴道出血时，首先应该到医院确诊出血的原因，排除宫外孕和宫颈疾病的可能，只有确定是宫内先兆流产时才有保胎的必要。

2.必须有胚胎存活的指征，比如尿妊娠试验阳性、血绒毛膜促性腺激素阳性，腹痛减轻，阴道流血减少或停止，早期B超检查有胎芽发育及胎心反射等，可以进行保胎。

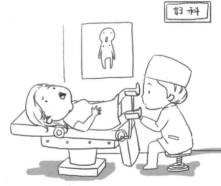

妇科

怀孕12周的孕妈妈可利用饮食预防流产。维生素E具有保胎的作用，它广泛存在于松子、核桃、花生、豆制品之中，不妨多加食用。

★ 这些有害辐射要远离 ★

微波炉

微波炉会给孕妈妈带来危害，尤其是在孕早期，有可能会导致胚胎畸形。即使质量好的微波炉在门缝周围也会有少量的电磁辐射，孕妈妈一定要注意远离家中的微波炉，最好不要使用。

常见的可以抗辐射的食物有番茄、西瓜、红葡萄、杏、番石榴、番木瓜、紫苋菜、黑芝麻等。

复印机

孕妈妈使用复印机时，身体与机器相距60厘米为安全距离。市面上较新型的复印机把有辐射的部分装在底盘上，这种辐射对身体危害较小。

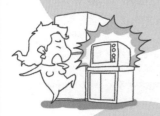

电吹风

电吹风辐射量非常大，孕妈妈最好不要使用。可以用其他的干发方法，如尽量将头发擦干，再用干毛巾将头发包起来，这样能使头发加速变干，防止受凉。

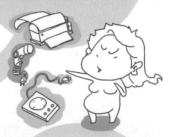

电磁炉

尽量避免使用电磁炉。如需要用，开启后立即离开2米远，同时使用电磁炉专用的锅具，减少电磁外泄，或使用能盖住整个炉面的大锅，能阻隔电磁波发出的能量。用完后需及时切断电源。

电脑的辐射虽然没有以上家电辐射大，但孕妈妈也需要注意。长时间坐在电脑前，将会影响孕妈妈心血管、神经系统的功能，盆底肌和肛提肌也会因劳损而影响自然分娩。

第6周（36~42天）

★宝宝的变化★

宝宝的生长发育已由分化前期进入分化期，即受精后的15~36天是胚胎器官高度分化和形成期，在三胚层中，每一个胚层都分化为不同的组织。此时，胚胎的身长约0.6厘米，重量为2~3克，如果仔细观察，头和躯干已经能分辨清楚了，长长的尾巴逐渐缩短。第六周后，胚胎迅速地成长，宝宝心脏已经开始划分心室，并进行有规律的跳动及开始供血。主要器官包括初级的肾和心脏的雏形都已发育，神经管开始连接大脑和脊髓，原肠也开始发育。

★引起胎停育的原因★

生殖内分泌

胚胎早期发育的时候，需要三个重要的激素水平，分别是雌激素、孕激素、绒毛膜促性腺激素，如果母体自身的内源性激素不够，就会造成胚胎的停育。

免疫因素

由于胎儿是父母遗传物的结合体与母体不可能完全相同。母亲和胎儿之间免疫的不适应会引起母体对胎儿的排斥。如系统性红斑狼疮、皮肌炎等；其二是生殖免疫，如果孕妇自身有某种抗体，就会抵制胚胎的发育，如抗精子抗体、抗卵巢抗体等。

子宫异常

子宫的内环境和整体的环境都有可能对胚胎有影响，内环境就是子宫内膜，太薄、太厚都会影响着床，或者是子宫畸形胚胎也不会发育。

染色体异常

一般情况下夫妇双方染色体都正常，但在胚胎发育过程中出现染色体异常。如女性年龄大于35岁，卵子老化，易发生染色体不分离，导致染色体异常；还有不良环境的影响，如有毒化学物、放射线、高温等也可能引起胚胎染色体异常。

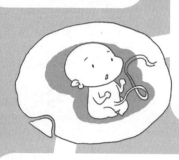

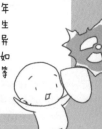

生殖道感染

母体发生感染后病原体可能通过血行使胎盘感染，引起绒毛膜和毛细血管内皮受损，破坏胎盘屏障，病原体进入胎儿体内，从而导致流产、胚胎停止发育及胎儿畸形。

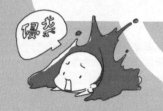

环境因素

母体接触了有害物质，如放射线或大量电磁辐射，服用一些药物、吸烟、酗酒，感染了病毒和患有某些慢性病等。

★如何预防胎停育★

孕早期阶段，受精卵还没有"发好芽"，它随时可能会停止发育，发生"胎停育"。所以孕妈妈一定要小心呵护。

一旦发生胎停育，孕妈妈的妊娠反应会逐渐消失，主要出现以下症状：

无呕吐反应	孕妈妈不再有恶心、呕吐等早孕反应，但不是非常准确地表现
阴道出血	一般阴道会出血，常为暗红色血性白带，量少，不超过月经量，这是因为胎死腹中，排出胚胎
下腹痛	下腹开始坠痛，有排便感，有时候会剧痛，腹痛是就诊时最主要的症状

痛

以上症状因人而异，有的甚至一点迹象都没有，直接出现腹痛，最终流产，或胚胎停育后无症状，通过常规B超检查才发现。

当妊娠周数与腹部大小不符时，也要做B超以了解胎儿的发育情况，观察是否发生胎停育。

★避免孕早期流产

保持良好的情绪

不良的情绪是导致流产的重要因素之一。让孕妈妈保持良好的心情和精神状态，准爸爸要多一份体谅，多一份关怀和呵护。

少量出血，伴随着下腹部的疼痛，孕妈妈需要留意，可能是流产的前兆。

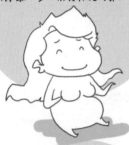

远离病毒感染

病毒感染引发的高热会引起子宫收缩，导致流产，孕妈妈要避免去人多的地方，保持环境卫生，防止病毒感染。

摄取均衡的营养

不吃辛辣的食品，尽量少食多餐，避免肠胃不适。

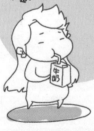

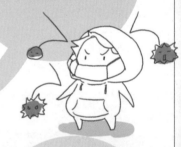

防止外伤

孕妈妈出门最好穿平底鞋；孕早期尽量不要外出旅游；远离振动的工作环境；做家务时避免危险性动作。

如果合并没有诊治的甲状腺疾病、糖尿病、自身免疫性疾病也可能导致流产，最好是在怀孕前检查身体、控制疾病。

第7周（43~49天）

★宝宝的变化★

进入此周后，胚胎正在迅速地成长，宝宝心脏已经开始划分心室，并进行有规律的跳动及开始供血。胚胎的长度有6毫米，像一粒小苹果籽，细胞还在迅速地分裂。主要器官包括初级的肾、心脏、原肠的雏形都已开始发育，神经管开始连接大脑和脊髓。心、肠、胃、肝等内脏及脑部开始分化，足、手、口、眼、耳等器官已形成。绒毛膜更发达，胎盘形成，脐带出现，母体与胎儿的联系非常密切。

★小心别感冒★

预防感冒

怀孕后感冒有很多弊端，不能吃药打针，身体感到很不适。所以，为了预防感冒，孕妈妈要注意下列几点：

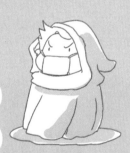

1 刷牙刷不干净易感冒。

2 脚部着凉易感冒。

3 手是感冒的主要传播途径，要勤洗手，不用脏手摸脸。

4 爱吃咸食容易感冒。

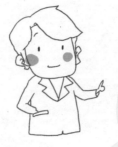

这些影响来自：流感病毒引起的感冒，可能导致流感病毒感染胎儿；感冒严重时服用的药物可能会对胎儿有影响；发热对胎儿也会有一定的影响。

感冒对胎儿的影响

孕妈妈若是感冒，要分清楚是什么原因造成的，是在孕期的哪个阶段发生的，不同感冒病因和发病时期对胎儿的影响也不尽相同。

感冒分为普通感冒和流感病毒性感冒，如果只是普通感冒，主要表现为打喷嚏、鼻塞，也不发热，症状较轻，无需服用感冒药，一般一个星期内可自行痊愈。这种情况下孕妈妈感冒对胎儿不会有什么影响。

如果感冒症状比较严重，特别是持续高热不退的，以及由流感病毒感染引起的感冒，就有可能对胎儿造成一定的影响。

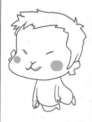

一般来说，孕早期感冒对胎儿的影响相对较大。因为此期间是胎儿各个器官发育形成的关键时期，流感病毒或感冒药物都有可能对这个时期的胎儿致畸，如胎儿先天性心脏病及兔唇、脑积水、无脑和小头畸形等。严重者可能会被建议终止妊娠。

感冒的治疗与用药

一般的感冒症状较轻者，不必服药，休息几天就会好转。如果病情到了比较严重的程度需要服药，一定要在医生的建议和指导下进行。若是轻度感冒，可选用板蓝根冲剂等纯中成药，并多喝开水，注意休息，感冒很快就会痊愈。感冒高热、剧咳，可选用柴胡注射液退热和纯中药止咳糖浆止咳。同时，也可采用湿毛巾冷敷，用30%左右酒精擦浴，起物理降温作用。

孕中期和孕晚期感冒对胎儿的影响相对较小，因为这个时期胎儿的各个器官基本形成，很少会造成不良影响。但若是这个时期发生严重感冒，长时间高热会影响子宫内胎儿的发育，若是孕末期，极度咳嗽也可能引起早期破水，甚至是早产。

★孕妈妈万一感冒了怎么办★

如果孕妈妈不小心感冒了，且症状较重，会对胎儿造成严重的影响。孕妈妈一定要注意预防感冒，即使感冒了也不要惊慌，可以按以下方法进行治疗。

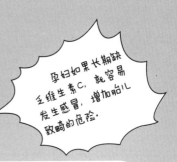

孕妇如果长期缺乏维生素C，就容易发生感冒，增加胎儿致畸的危险。

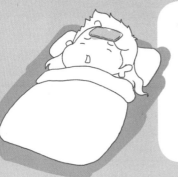

积极采取降温措施

如出现高热，体温达39℃以上，可用温湿毛巾擦浴或用浓度为30%的酒精擦拭颈部、两侧腋窝，反复擦拭20～30分钟后测量体温，直至体温降至38℃以下。并注意卧床休息，多饮水，严重时到医院就诊，在医生指导下用药，切记不可盲目用退热剂之类的药物。

依靠免疫力

轻度感冒仅有鼻塞、轻微头痛者一般不需用药，应多饮开水，充分休息，依靠自身免疫力抵抗病毒。

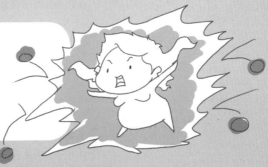

当病情痊愈后要对胎儿和孕妈妈进行全面的检查，确诊胎儿是否正常。如果发现胎儿或羊水有异常，应及时终止妊娠。

第8周（50~56天）

★宝宝的变化★

这时的胚胎像一颗豆子大小，大约有12毫米长。现在胚胎已经有了一个与身体不成比例的大头。胚胎的面部器官十分明显，眼睛就像一个明显的黑点，鼻孔大开着，耳朵有些凹陷，当然，眼睛还分别长在两个侧面。内外生殖器的原基能辨认，但从外表上还分辨不出性别。手脚已经分明，有肢体伸出。此时宝宝的心脏已经划分成左心房和右心室，并开始有规律地跳动，每分钟大约跳150次，比孕妈妈的心跳要快两倍。

★呼吸短促怎么办★

呼吸短促的原因

孕期激素的增加，尤其是黄体酮的增加，直接影响到孕妈妈的肺部，并刺激脑部的呼吸中枢。在怀孕期间，每分钟呼吸的次数没怎么变化，每次吸入的空气量会明显增加，从而造成气短。

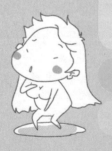

1 在怀孕后期，由于增大的子宫对胸部横膈膜产生压力，孕妈妈会感觉呼吸更费力，气短现象更明显，尤其是胎儿胎位比较高，或者是怀多胞胎的孕妇。

2 孕妈妈贫血，身体不得不增大工作量来供氧。

3 孕妈妈有呼吸道疾病，例如，哮喘和肺炎。

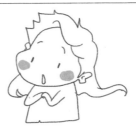

孕晚期喘不过气来很正常，但是，如果你同时还有以下症状，要立即去医院检查。

1 心跳加快，心悸或眩晕。

2 哮喘加重。

3 深呼吸时胸部剧烈疼痛。

4 嘴唇、手指或脚趾附近发紫，或者脸色苍白。

5 严重的呼吸不顺畅。

6 感到自己缺氧。

7 持续咳嗽，咳嗽时伴有发热或寒颤，或者咳嗽带血。

呼吸短促的应对办法

觉得喘不过气来，就马上改变姿势，或者把动作放慢。

试试呼吸运动：站起来，深深地吸一口气，同时把手臂向外侧举和向上举。慢慢呼气，同时把手臂放回到身体两侧。配合呼吸，头部向上抬再向下看。

多吃富含铁的食物，例如，瘦肉、深绿色蔬菜和深色水果，并确保摄入了充足的维生素C，以帮助吸收食物中的铁。从怀孕早期开始就进行有氧运动，例如，瑜伽、散步、游泳等，可以提高呼吸和循环系统运作的效率。

尝试各种坐姿或躺姿，找出有助于呼吸顺畅的姿势。

采用半躺姿势入睡，或者采用侧睡姿势，在头下面多垫一个枕头来抬高头部。

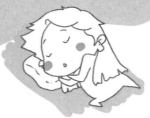

★ 孕早期尿频怎么办 ★

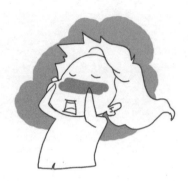

孕期尿频是否正常

尿频是孕期正常的生理现象，一般在分娩后几天消失，具体的表现为：

尿频的应对方法

控制饮水	在临睡前1~2小时内不要喝水
少吃利尿食物	例如：西瓜、蛤蜊、茯苓、冬瓜、海带、车前草、玉米须等有很好的利尿作用，就应避免多吃
避免仰卧位	休息时要注意采取侧卧位，避免仰卧位。侧卧可减轻子宫对输尿管的压迫，防止肾盂、输尿管积存尿液而感染
不要憋尿	憋尿会使膀胱被撑大，失去弹性
使用护垫	如果没能及时上厕所，就有可能尿在裤子上，使用护垫，就能避免这种意外发生。但是，一定要经常更换护垫，防止细菌感染

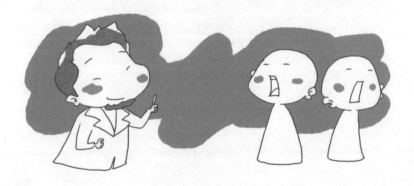

尿频可能是其他疾病的征兆

糖尿病

如果出现多渴、多饮、多尿的"三多症状"，并伴有体重不增长，应及时就医，以排除妊娠糖尿病的可能。

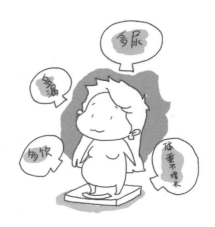

尿路感染

如果在排尿时感到疼痛或伴有烧灼感，或者只管有很强烈的排尿感觉，但是每次只能尿出几滴，孕妈妈就应该去医院就诊了，因为这很可能是尿路感染的先兆。

但是，进入怀孕后期，大约38周，尿频的症状就又变得较明显，甚至有时会发生漏尿。

尿路感染的表现

伴有尿急、尿痛、发热、腰痛等症状，总觉得尿不干净，有的孕妈妈出现发热症状。尿液浑浊，甚至出现血尿。检查时发现尿内有大量的白细胞、红细胞，甚至有少量尿蛋白等。

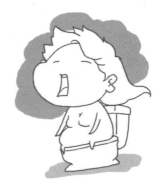

孕早期尿频没有尿痛、尿急的感觉，更没有疼痛的症状，与尿路感染有本质的区别，并且怀孕后，小便次数增多并不是非常明显。

103

第9周（57~63天）

★宝宝的变化★

胚胎大约有20毫米长，器官已经开始有明显的特征，手指和脚趾间看上去有少量的蹼状物。胚胎的器官特征开始明显，各个不同的器官开始忙碌地发育，各种复杂的器官都开始成长，牙和腭开始发育，耳朵也在继续成形，胎儿的皮肤像纸一样薄，血管也清晰可见。从现在开始到20周，胎宝宝将迅速成长。

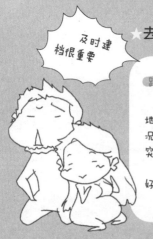

及时建档很重要

★去医院建立怀孕档案★

跟踪记录孕期情况

在医院建立怀孕档案，此后的每一次产检都会被详细地记录下来，这样就能够更加全面地了解孕妈妈的身体状况和胎宝宝的发育情况，以便更好地应对孕期可能出现的突发情况。医生会根据档案中的记录做出孕期判断。

选择在哪家医院生产，就要在哪家医院建立档案，最好不要中途转院，以确保信息的完整性和连续性。

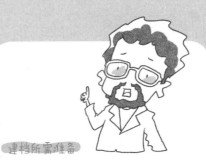

建档需要带的证件

建档所需准备

　带上身份证、医保卡、准生证。各地医院的规定可能不同，在去之前最好打电话咨询清楚，以免忘记某些证件来回奔波。

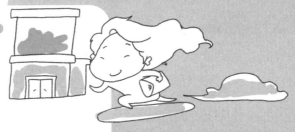

不能错过建档时间

　一般情况下在怀孕3~4个月时到医院建档，建档的同时要进行第一次产检。在建档之前要办理准生证。

建档要做的检查

　建档时需要做相应的检查，包括身高、体重、血压、宫高、腹围、胎心、胎位、血常规、尿常规、心电图等。如果各项检查结果都完成，医院就会为孕妈妈建档了。

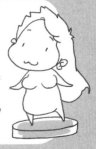

★ 谁抢走了我的睡眠

饮食习惯的改变

饮食习惯的改变会影响孕期睡眠质量，均衡的饮食很重要。尽量避免食用影响情绪的食物，如咖啡、茶、油炸食物等。睡前3小时吃些东西，睡前不要吃太冷的食物。

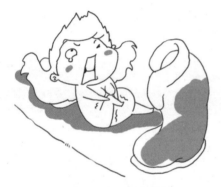

半夜抽筋

妊娠后期，许多孕妈妈常常会抽筋，这也会影响睡眠的质量。而抽筋大多与睡觉姿势有关，通常脚掌向下时较容易抽筋。另外，也可能和局部血液循环、血液酸碱度有关。一般正常的血液处于微碱性，如果情绪不稳定，饮食中甜食和肉食过多，都很容易使血液偏酸性，引起电解质的不平衡，造成局部肌肉抽筋。

★ 临睡前应注意的问题

1 尿频严重时影响睡眠质量，所以，临睡前不要喝过多的水或汤。

2 避免进食含糖量高的食物、避免高盐食物和酒精。咖啡因和酒精都会干扰睡眠。

3 牛奶营养丰富，还有利于安眠，但一定要在睡前两小时喝。

4 适量的运动可以缓解失眠症状，但切记至少要在睡觉前3小时结束运动。

每日应有8~9小时的睡眠，中午也应有1小时左右的休息时间。

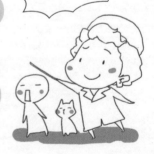

★拯救我的睡眠★

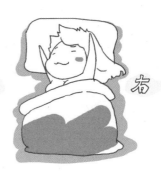

左　右

采用正确的睡姿

孕妈妈应采取左卧的姿势，以减少下肢静脉的压力，减轻腿的水肿现象，避免睡眠中抽筋，还利于分娩，而且有利于胎宝宝的生长发育。当然，整晚只保持一个睡眠姿势是不太可能的，可以左右侧卧位交替。

这张床比床承包了

换一张较大的床

怀孕后换一张较大的床。临睡前洗一个温水澡，使肌肉放松。如果做不到，用热水泡泡脚也有一定的镇静安神效果。

良好的室内环境

适宜的室内温度为17℃~23℃，适宜的室内湿度为40%~60%。还可配合使用室内空气净化器，经常进行室内空气净化和消毒。

选择舒适的卧具

床铺：孕妈妈适宜睡木板床，铺上较厚的棉絮，避免因床板过硬，缺乏对身体的缓冲力，从而转侧过频，多梦易醒。

棉被：理想的被褥是全棉布包裹棉絮。不宜使用化纤混纺织物做被套及床单。因为化纤布容易刺激皮肤，引起瘙痒。

感到舒眠的睡眠姿势是最好的姿势，不要因为不能保持左侧卧位而烦恼。

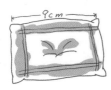

9cm

枕头：以9厘米（平肩）高为宜。枕头过高迫使颈部前屈而压迫颈动脉。颈动脉是大脑供血的通路，受阻时会使大脑血流量降低而引起脑缺氧。

第10周（64~70天）

★宝宝的变化★

所有器官、肌肉、神经开始工作，牙齿的原基已经开始出现，神经管鼓起，大脑在迅速发育着，脑下垂体和听神经也开始发育。仅从外表上还分不出男女性别，然而内、外生殖器官的原基已能辨认。腹部臃隆，由羊膜和绒毛膜构成的双层口袋充满了羊水，胚体浸泡在羊水中。母体和胚胎的联系已很紧密。手部从手腕开始变得稍微有些弯曲，双脚摆脱蹼状的外表，眼帘能覆盖住眼睛。

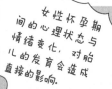

女性怀孕期间的心理状态与情绪变化，对胎儿的发育会造成直接的影响。

★怀孕期间控制不住情绪★

为何怀孕期间控制不住情绪

怀孕之后雌激素、孕激素的水平都会快速地增加，孕妈妈就容易出现焦虑的情绪。还有，当过孕妈妈的女性都有这个经验，一旦知道自己怀孕了，各种担心就开始出来了，总担心胎儿是不是长得好，他是不是健康的。这些压力也会使孕妈妈的情绪发生变化，所以孕期孕妈妈容易情绪激动。

缓解焦虑的方法有哪些

首先要建立一个正确的怀孕观，这个时候孕妈妈要不断地学习一些新的知识，同时还要尽量地做一些事情，缓解自己的心情，比如，把自己的焦虑说出来，把自己的压力说出来，多交几个好朋友，听听歌，到户外去散散步，都会帮助孕妈妈减轻焦虑的情绪。

☐ 对大多数平时感兴趣的活动都失去了兴趣。
☐ 体重明显下降或增加正常体重的5%，食欲显著降低或增加。
☐ 每天失眠或睡眠过多，白天昏昏欲睡。
☐ 每天精神亢奋或萎靡不振。
☐ 每天感到疲劳，缺乏精力。
☐ 每天感觉自己没有价值，或者自责自贬。
☐ 每天注意力和思考能力下降，作决定时犹豫不决。
☐ 脾气变得暴躁，经常发脾气。
☐ 有自杀的意念或企图。
☐ 认为永远不可能再有属于自己的私人时间。
☐ 对朋友、邻居都很淡漠，几乎没有来往过。
☐ 害怕离开家或独自在家。

孕妈妈一定要试
着缓解自己的情绪。

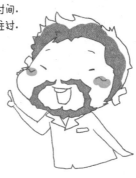

保持一颗乐观的心，只有这样才能使腹中的胎宝宝愉快、健康地成长。

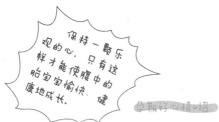

孕期好心情9招

1 保证每天和准爸爸的亲昵交流时间，获得丈夫的关爱。

2 向亲人和朋友表达自己的情绪，将不良情绪及时宣泄出去。

3 适度地上网，阅读育儿书籍，观看积极向上的电视节目，与其他孕妈妈交流怀孕心得，分享怀孕的喜悦，向有过生产经验的同事、朋友咨询经验。

4 将自己置身于积极、阳光的人群中，获得乐观的心态，抵御抑郁情绪。

★ 告别这些看似卫生的不卫生习惯 ★

由于孕期是一个比较敏感的时期，虽然不提倡洁癖，但是，在平常的生活中确实存在被我们遗漏的卫生死角，建议孕妈妈将这些问题重视起来，这将对顺利度过整个孕期起到一定的作用。

使用电脑后及时清洁手和脸可以有效避免肌肤色素沉着、产生斑疹或引起其他皮肤病变等。

用洁白干净的纸包裹食品

这样做的危害是，有些白纸在生产的过程中加入了漂白剂，食品与漂白剂接触后发生的一系列化学反应会产生有害物质，这些物质很容易污染食品。

用毛巾擦拭餐具

我们平时用来饮用、洗涤的自来水都是经过严格净化处理的，冲洗过的水果或餐具不会被水污染，而毛巾却是容易滋生细菌的地方，所以，洗过的水果和餐具不建议用毛巾擦干。

将水果腐烂的地方挖掉一样吃

这一点已经引起了很多人的重视。吃腐烂的水果有导致人体细胞突变而致癌的危险。这里提醒孕妈妈，即便再昂贵的水果，只要有腐烂的地方，整个水果都不能再吃了。再者，水果储存到这种程度已无营养价值可言，里面大量繁殖的细菌和微生物，会对人体造成损害。

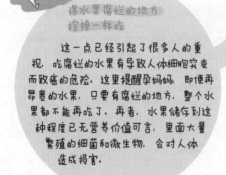
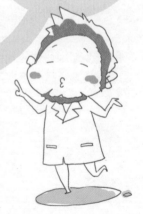

第11周（71~77天）

★宝宝的变化★

此周胎宝宝的身长会达到4厘米，形状和大小像一个扁豆荚。胎儿的体重大约10克。他（她）的手腕已经成形，脚踝开始发育完成，手指和脚趾清晰而且可见，手臂更长而且肘都变得更加弯曲。耳朵的塑造工作也已经完成，现在胎儿的生殖器开始发育，胎盘已经很成熟，可以支持产生激素的部分重要功能。胎儿在羊水中轻轻动着身体，通过胎盘和脐带获取营养。在11周左右就可以听到胎宝宝心脏的跳动声了。与此同时，恒牙胚也开始发育。若在胚胎时期胎儿得不到足够的营养，或母亲服用四环素族药物等，会影响胎儿牙齿的发育。

★减轻头痛的方法★

孕妈妈会在怀孕早期出现头晕及轻度头痛，这是一种常见的早孕反应。如果在怀孕6个月后出现日趋加重的头痛，伴呕吐、胸闷，或是有水肿、高血压和蛋白尿，就可能是患上了妊娠高血压综合征，要及时去医院接受治疗。

疲劳是诱发孕妈妈头痛的一个重要原因，孕期每天最好睡个午觉，每晚保证8小时睡眠，尽量不要太久地做过于精神集中的事，如长时间看电视等。

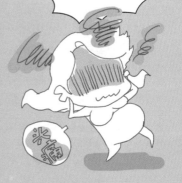

怀孕后，体内激素的变化、精神压力及不断增加的劳累感等，都会造成孕妈妈头痛。

在头上敷热毛巾可以有效地缓解头痛。到户外晒晒太阳，呼吸一下新鲜空气。按摩一下太阳穴或抹点清凉油，都有助于缓解孕妈妈的头痛。

充分放松身心

注意身心充分放松，去除可能的担心和不安的因素，避免身体受凉，也利于减轻头痛。

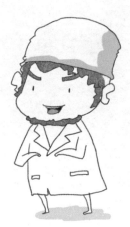

吃水果有讲究

水果的性质分类

性质	水果
热性水果	大枣、山楂、樱桃、石榴、荔枝、青果、榴莲、木瓜、橘、柑、白果等
凉性水果	西瓜、甜瓜、梨、香蕉、桑葚等
中性水果	葡萄、苹果、桃、杏、菠萝、桂圆、甘蔗、乌梅等

一些水果不能多吃

山楂

山楂能活血、化瘀、通经，对子宫有一定的收缩作用，在怀孕早期应注意要少量食用，有流产史或有流产征兆的孕妈妈应忌食，即使是山楂制品也不能大量食用。

荔枝、桂圆

怀孕之后，体质一般偏热，阴血往往不足。此时，一些热性的水果应适量食用，否则容易产生便秘、口舌生疮等上火症状。

西瓜

吃过多西瓜容易造成孕妈妈脱水，胎动不安和胎漏下血，有早产症状的孕妈妈要忌食。而且西瓜含糖量较高，吃多了容易造成妊娠糖尿病。

柑橘

柑橘性温，味甘，补阳益气，过量食用容易引起燥热而使人上火，发生口腔炎、牙周炎、咽喉炎等疾病，对身体反而无益。

猕猴桃

猕猴桃性寒，故脾胃虚寒者应慎食，经常性腹泻和尿频者不宜食用。有先兆性流产现象的孕妈妈千万不要吃猕猴桃。

菠萝、香蕉、葡萄、石榴和杏

这些水果都要适量吃。菠萝、香蕉、玫瑰香葡萄等水果含糖量都较高，肥胖、有糖尿病家族史的孕妈妈应少吃为妙，以免摄入过多糖分。如果孕妇贫血，还应该少吃石榴和杏。

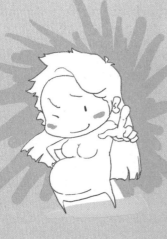

每天摄入量不要超过300克

水果普遍含糖量较高，如果过多食用，会使孕妈妈体重增长过快，胎宝宝过大，增加生产的难度，还会使孕妈妈体内的糖代谢发生紊乱，易患妊娠糖尿病，危害孕妈妈自身和胎宝宝的健康。因此，每天摄入水果的总量不要超过300克。

第12周（78~84天）

★宝宝的变化★

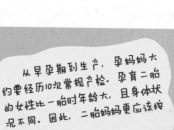

胎宝宝身长已达4.5~6.3厘米，体重达到14克。胎儿尾巴已经消失，由胚胎逐渐转为胎儿，形成略完整的人形，躯干和腿都长大了，头部已经长出鼻子、嘴唇、牙根和声带等，已更像人的脸面，眼睛上已长出眼皮。四肢已经能活动，但动作很小。胎儿开始能做吸吮、吞咽和踢腿动作，此时胎儿细微之处已经开始发育，胎儿的手指甲和绒毛状的头发已经开始出现。已能够看到胎儿脊柱的轮廓，脊神经开始生长。

★第一次产检★

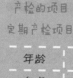

从早孕期到生产，孕妈妈大约要经历10次常规产检。孕育二胎的女性比一胎时年龄大，且身体状况不同。因此，二胎妈妈更应该按时产检。

产检的准备

是与否	准备物件
□	身份证
□	围产保健手册
□	医疗保险手册
□	费用

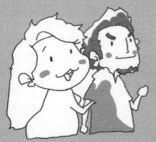

产检的项目

定期产检项目

年龄	职业	预产期
身高	体重	血压
宫高	腹围	胎心
月经史	孕产史	手术史
心电图	家族病史	丈夫健康状况

特殊产检项目

序号	产检项目
1	尿常规
2	血常规
3	阴道检查
4	颈后透明带扫描
5	绒毛活检

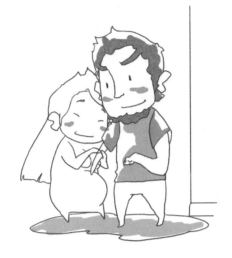

丈夫陪同，孕妈妈更安心

虽然此时孕妈妈的行动还很方便，但是丈夫若能全程陪伴在妻子身边，孕妈妈的心里会踏实很多。准爸爸可以在医院里帮忙挂号、拿化验单，同时和妻子一起听听对孕妈妈孕早期饮食、保健有何建议以及应注意的生活细节。

> 孕妈妈要按时到医院做围产期检查。

★预防妊娠纹小妙招★

妊娠纹最容易出现在哪些部位

因为腹围在孕期膨胀的比率最大，因此，妊娠纹的形成部位，以腹部最多，其他较常见的地方有：乳房周围、大腿内侧、臀部、腰部和手臂。妊娠纹的分布往往由身体的中央向外放射，呈平行状或放射状。

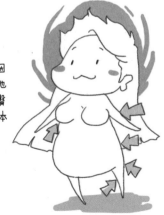

提前预防，拒绝妊娠纹

序号	方法
1	从怀孕初期即可选择适合体质的乳液、按摩霜，在身体较易出现妊娠纹的部位，勤加按摩擦拭，以增加皮肤、肌肉的弹性以及血流的顺畅
2	怀孕期间多吃一些富含胶原蛋白和弹性蛋白的食物，如动物蹄筋和猪皮等，也具有一定的预防效果
3	将两粒美容用的维生素E胶囊剪开，滴入宝宝润肤油里，盖上盖子摇匀，让两者充分混合。怀孕期间，经常涂抹在容易长妊娠纹的部位，能够有效地预防妊娠纹

按摩

臀部

涂抹时可将双手放在臀部下方，用手腕的力量由下向上，由内至外轻轻按摩。

乳房

涂抹乳房时，以乳沟作为起点，以指腹由下至上，由内至外轻轻画圈按摩，直至贴近下巴的脖子为止。

大腿

以膝盖为起点，由后侧向上推至髋部10次。

背部

双手由脊椎的中心往两侧推10次。

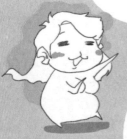
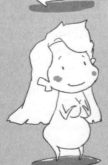

116

第13周（85~91天）

★宝宝的变化★

这时孕妈妈的基础体温仍然保持升高的状态。由于胎儿的不断成长，子宫逐渐增大，膀胱明显受压，孕妈妈常出现小便频数和便秘。腰部沉重感。大腿根部有时出现抽搐。乳头及外阴部位色素沉着加重。白带显著增多。你的腹部从肚脐到耻骨可能会出现一条垂直的黑色妊娠纹。你的脸上也可能会出现黄褐色的怀孕斑，这是怀孕的特征。在你分娩结束后就会逐渐变淡或消失。到了13周，孕妈妈发生流产的概率也相应地减少了。

★明星营养素★

铁——人体的造血材料

铁的摄入量不足，可引起铁质缺乏，甚至缺铁性贫血。缺铁性贫血严重的孕妈妈常会有食欲缺乏。烦躁不安。疲乏无力。心慌气短。头晕眼花。耳鸣。记忆力减退等症状。

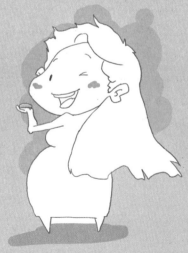

孕妈妈贫血也会使胎儿氧供应不足，使胎儿体重比正常儿低。宫内缺氧严重的可致胎死宫内，胎儿也易发生窒息。

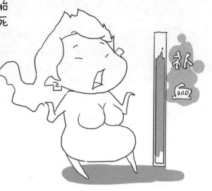

孕妈妈在怀孕期间血容量平均增加1500毫升，红细胞的增加不如血浆增加的多，容易出现血液稀释，造成生理性贫血。

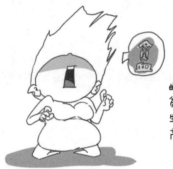

如果没有补充足够的铁，孕妈妈的生理性贫血会加重，严重的可引起贫血性心脏病，甚至心力衰竭，易发生早产，对出血耐受性差，易休克，产后抵抗力低，易感染。

怀孕期孕妈妈需摄入铁1200毫克，其中300毫克用以满足胎儿的需要，570毫克被红细胞利用，其余摄入补充分娩时的损失。育龄女性因有月经每月失血30～50毫升，故储铁量不足，怀孕后期易患缺铁性贫血。谷物中的铁不易被吸收，而动物肌肉中的铁较易被人体利用。

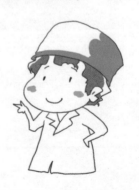

钙——胎儿骨骼发育"密码"

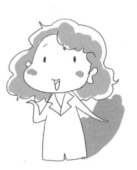

胎儿生长发育需要一定量的钙，怀孕早期胎儿每天需要钙7毫克，怀孕中期增至110毫克，怀孕晚期则为330毫克。由于孕妈妈饮食中摄取钙量普遍不足，母体平时储存的钙亦不多，在怀孕全过程中均需补钙，如维生素D充足，则饮食中的钙量可以适当减少。

含钙量高的食品包括奶制物、深绿色蔬菜、蛋黄、海藻、芝麻、西瓜等。

胎儿骨骼的钙化程度取决于母体饮食中的钙、磷及维生素D的含量。孕妈妈摄入的钙量除影响胎儿外，同时可能影响自身健康，摄入钙量不足时易发生骨质软化病，甚至骨盆畸形，产后泌乳与钙亦有一定关系。

不论孕妈妈是否缺钙，胎儿都会从孕妈妈血液中吸收大量钙以满足骨骼和牙齿的发育需求。如果孕妈妈缺钙，不仅会影响胎儿骨骼和牙齿的正常发育，也有可能使孕妈妈出现钙代谢平衡失调。

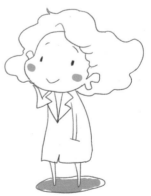

不少人处于钙储存水平较低或缺钙的状态。对于有足量乳类饮食的孕妈妈，一般不需要额外补给钙剂；对于不常吃动物性食物和乳制品的孕妈妈，应根据需要补充钙剂，补钙的同时，还需注意补充维生素D、晒太阳、锻炼，以保证钙的充分吸收和利用。

★注意口腔健康★

孕期牙病易发的原因

序号	方法
1	怀孕后，孕妈妈体内雌激素增多，会使牙龈毛细血管扩张、弯曲、弹性减弱，以致血液瘀滞及血管壁通透性增加而造成牙龈炎
2	孕妈妈由于饮食习惯和身体状况的改变，容易忽略口腔卫生，这也是牙病的重要诱因

孕期常见的牙周病

疾病	原因
妊娠牙周病	妊娠期间受激素分泌的影响，牙龈充血肿胀，容易引发牙周炎。其次还会产生牙周水肿、牙齿松动、溃疡等
蛀牙	由于孕期饮食习惯的改变，很容易忽略个人口腔卫生，产生蛀牙；此外，孕期唾液分泌量增加，使口腔内呈酸性，也容易生成蛀牙
牙齿敏感	由于生理上的改变，孕妈妈尤其爱吃甜性、酸性食物，这些食物都会磨损牙齿，形成敏感性牙齿

注意口腔卫生，常用淡盐水漱口。

护牙爱齿开始行动

营养和运动

蔬菜、水果、米饭、鱼、肉、蛋、乳类都要均衡摄取。另外，孕妈妈在平时可做上下叩齿动作，这样不仅能增强牙齿的坚固性，还能增加口腔唾液分泌量。

有效刷牙

孕妈妈在每餐后必须刷一次牙，通常提倡"三三三刷牙法"，即每次在饭后三分钟之内刷牙，每颗牙的内侧、外侧、咬合面都要刷，每次刷牙不能少于三分钟。

针对性保健

如果孕妈妈由于吃酸性零食过多而引起牙齿过敏，可以嚼含川椒粒或使用脱敏牙膏，如果出现齿龈出血或水肿，最好使用能消炎止血的药物牙膏。如果有龋齿，要选用含氟或含锶的牙膏。

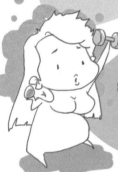

孕期牙齿诊疗注意事项

药物

治疗牙齿的病症，大多局部使用麻醉剂，让病人放轻松。孕妈妈应该咨询专科医生。其他药物的使用，如止痛药、镇静剂、抗生素，应该在医生指示下使用。

孕期可使用不含蔗糖的口香糖清洁牙齿，如木糖醇口香糖。

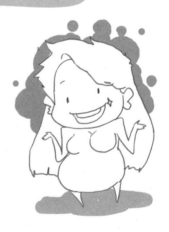

照射X射线

任何牙科放射线检查的剂量都很小，且远离腹部，应该都在安全范围内。若孕妈妈因病情需要照射X射线时，务必穿着防护铅衣，并特别覆盖住下腹部。

第14周（92~98天）

★ 宝宝的变化 ★

胎宝宝身长大约7.6厘米，体重比上周稍有增加。他（她）的额部更为突出，两眼之间的距离拉近了，眼睑仍然紧紧地闭着。胎儿的神经元迅速增多，神经突触形成中，胎儿的条件反射能力加强。此时胎儿皮肤变得红润有光泽，在胎儿皮肤颜色加红的同时，皮肤也增厚了，有了一定的防御能力，有利于保护胎儿的内脏器官。胎儿心脏的搏动更加活跃，内脏已几乎全部成形。

★ 你补钙了吗 ★

人体骨骼中的钙，在30岁左右达到峰值，40岁以后骨钙逐渐流失，因此，高龄孕妈妈更要注意补钙。

孕期缺钙的症状

小腿抽筋

一般在怀孕3个月时就可出现，往往在夜间更容易发生。

牙齿松动

缺钙能造成牙齿珐琅质发育异常，抗龋能力降低，硬组织结构疏松。

妊娠高血压综合征

缺钙与妊娠高血压疾病的发生有一定的关系。

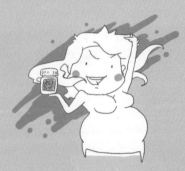

关节、骨盆疼痛

如果钙摄取不足，在激素的作用下，孕妈妈骨骼中的钙会大量释放出来，从而引起关节、骨盆疼痛。

补钙小窍门

少量多次补钙

在吃钙片的时候，可以选择剂量小的钙片，每天分两次或三次口服。300毫升牛奶如果分成2~3次喝，补钙效果要优于1次全部喝掉。

补钙同时适量补充维生素D

维生素D能够调节钙磷代谢，促进钙的吸收。除了服用维生素D外，也可以通过晒太阳的方式在体内合成。每天只要在阳光充足的室外活动半小时以上就可以合成足够的维生素D。

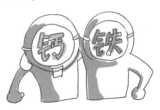

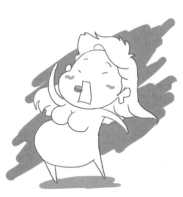

选择最佳的补钙时间

补钙最佳时间是在睡觉前、两餐之间、晚饭后休息半小时即可。

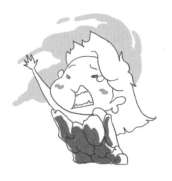

补钙并非越多越好

孕妈妈过度补钙可能增加患肾结石、膀胱结石的风险。因此，补钙要科学，千万不要盲目过多补钙。

影响钙元素吸收的克星

磷酸

碳酸饮料、咖啡等：如果孕妈妈过多地摄入碳酸饮料、咖啡等大量含磷的食物，过多的磷会把体内的钙"赶"出体外。

植酸

大米、白面：大米和白面中所含的植酸与消化道中的钙结合，产生不能为人体吸收的植酸盐，降低人体对钙的吸收。

草酸

菠菜、苋菜、竹笋等蔬菜：草酸在肠道中可与钙结合形成不溶性的沉淀，影响钙的吸收。

钠

孕妈妈摄入过多盐分会影响身体对钙的吸收，同时还可能导致骨骼中钙的流失。

脂肪酸

油脂类食物：脂肪分解的脂肪酸在胃肠道可与钙形成难溶物，使钙的吸收率降低。

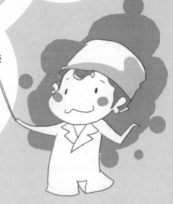

选对内衣，穿出美丽

选择文胸有学问

从怀孕到生产，乳房约增加两个尺码，孕妈妈应根据自身乳房的变化随时更换不同尺寸的文胸，不能为了省事而一个尺码用到底。尺码太小，过紧的文胸会影响乳腺的增生和发育，还会与皮肤摩擦而使纤维织物进入乳管，造成产后无奶或少奶。尺码太大，不能给予恰当的支持与包裹，日益增大的乳房就会下垂，乳房内的纤维组织被破坏后也很难再恢复。

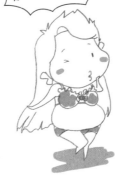

如果文胸不合身或穿着普通的钢托文胸都有可能导致乳管堵塞或引发乳腺炎，而无法产奶。

腹部保养讲究多

尽早选择孕妈妈专用内裤

怀孕期间应将内裤更换成孕妈妈专用内裤。大部分的孕妈妈专用内裤都有活动腰带的设计，方便孕妈妈根据腹围的变化随时调整内裤的腰围大小，十分方便。高腰的设计可将整个腹部包裹，具有保护肚脐和保暖的作用。

孕晚期选择托腹内裤

怀孕晚期，变大的子宫会向前倾而使腹部更突出。此时，选择一些有前腹加护的内裤较为舒适。托护部位的材质应富有弹性，不易松脱，即使到了孕晚期也不觉得紧。

纯棉材质，健康保证

孕妈妈阴道分泌物增多，所以宜选择透气性好、吸水性强及触感柔和的纯棉质内裤，纯棉材质对皮肤无刺激，不会引发皮疹。

正确测量体形很重要

孕妈妈要选择适合自己身体的内衣，在购买前一定要量好三围的尺寸，测量的位置共分5处：上胸围、下胸围、腰围、臀围和身长。

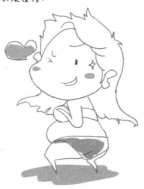

上胸围尺寸：乳房隆起的最高点。
下胸围尺寸：紧贴乳房隆起处的下缘。
腰围尺寸：上半身最细的部位。
臀围尺寸：臀部最丰满的部位。
身长：从颈部到裙下摆的长度。

第15周（99~105天）

★宝宝的变化★

胎儿身长已达7.6~10厘米，体重达28克。已经出现指纹，胎儿皮肤增厚，变得红润有光泽，有了一定的防御能力，有利于保护胎儿的内脏器官。胎儿心脏的搏动更加活跃，内脏几乎全部成形。外生殖器已经可以分辨男女。皮肤上覆盖了一层细细的绒毛，全身看上去就像披着一层薄绒毯，这层绒毛通常出生时就会消失。骨骼得到进一步发育，肌肉逐渐结实。

★乳房保养方案★

坚持乳房按摩

乳房若出现一般胀痛，孕妈妈可以用双手握住两侧的乳房，两手交替地按摩。每天有规律地按摩1次，也可以在洗澡或睡觉前进行2~3分钟的按摩。动作要有节奏，乳房的上下左右都要照顾到。

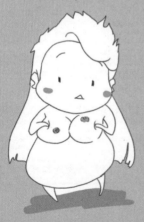

孕期好心情4招

1 首先清洁乳头。用拇指、示指、中指同时向里按压。

2 用手指按住，扭动乳头。

3 用3个手指抓住，扭转乳头。

不要刺激乳房

乳头周围分布着大量的神经，内分泌激素是通过神经传导的，如果过多刺激会使催产素分泌过多，作用于子宫，促进子宫收缩，会发生流产、早产。因此孕期不宜过多地刺激乳房和乳头。孕妈妈要时时刻刻注意对乳房的保养，因为保养既能保持乳房的形体美，也为将来哺乳打下良好的基础。

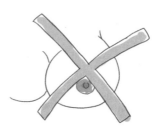

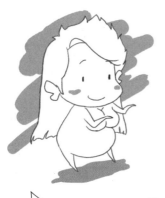

保持乳房的大小平衡

随着孕周的增加，雌激素分泌越来越多，乳腺导管出现阻塞，乳房里的内基质不断增多，导致乳房中脂肪的堆积，乳房的重量和体积在不断地变化，此时，孕妈妈需要均衡地安排睡觉的侧睡姿势，以免产后乳房大小不一。

★第二次产检★

唐氏筛查的最佳时间是在孕15～20周。

什么是唐氏综合征

唐氏综合征又叫21-三体综合征，是宝宝最为常见的由常染色体畸变所导致的出生缺陷类疾病。唐氏综合征患儿表现为智能障碍、生活不能自理、语言、体格发育落后和特殊面容，并可伴有多发畸形以及复杂的疾病，如心脏病、消化疾病等。

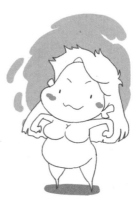

特别需要进行产前诊断的准爸妈

序号	产前诊断人群
1	妊娠前后，孕妈妈有病毒感染史，如流感、风疹等
2	夫妻一方染色体异常
3	夫妻一方年龄较大，超过35岁，曾经生育过畸形或者遗传疾病孩子的孕妈妈，有遗传性疾病家族史的孕妈妈
4	妊娠前后，孕妈妈服用致畸药物，如四环素等
5	夫妻一方长期在放射性环境下工作或污染环境下工作
6	有习惯性流产史、早产或死胎的孕妈妈

解读唐氏筛查报告

AFP（甲胎蛋白）：AFP是胎宝宝的一种特异性球蛋白，可预防胎宝宝被母体排斥。AFP正常值应小于2.5MoM。甲胎蛋白与开放性神经管畸形有关，化验值越高，胎宝宝患病的机会越高。怀有先天愚型胎宝宝的孕妈妈，其血清AFP水平为正常孕妈妈的70%，平均MoM值为0.7～0.8MoM。

HCG（人绒毛膜促性腺激素）：人绒毛膜促性腺激素越高，胎宝宝患唐氏症的机会越高。怀有先天愚型胎宝宝的孕妈妈，其血清HCG水平呈强直性升高，平均MoM值为2.3～2.4MoM。

危险度：如果化验结果显示危险性低于1/270，就表示危险性比较低，胎宝宝出现唐氏症的机会不到1%。

检查时的注意事项

做唐氏筛查时不需要空腹，抽取孕妈妈外周血就可以了。但唐氏筛查与月经周期、体重、身高、准确孕周、胎龄大小都有关。孕妈妈不要忘记和自己的孕检医生约好检查时间。一般抽血后两周内即可拿到检查结果。

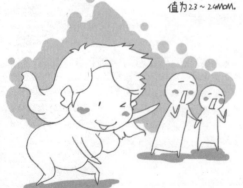

第16周（106~112天）

★宝宝的变化★

胎儿身长已达10~12厘米，体重已达50克。随着胎盘功能的逐步完善，胎儿的发育加速。胎儿在子宫里开始能做许多动作，如握紧拳头、眯着眼睛斜视、皱眉头等，也开始吸吮自己的大拇指。胎儿在母腹中吸吮手指的动作是从怀孕12周左右开始的，这称为吸吮运动。婴儿如果不会吸奶就无法存活。

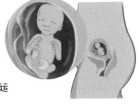

★能感受到胎动了★

最初的胎动感觉

怀孕满4个月后，即16~18周，二胎孕妈妈可明显感到胎儿的活动。胎儿在子宫内伸手、踢腿、冲击子宫壁，这就是胎动。胎动的次数并非恒定不变，孕28~38周是胎动活跃的时期，以后稍减弱，直至分娩。胎动正常，表示子宫和胎盘功能良好，输送给胎儿的氧气充足，胎儿在子宫内健康成长。

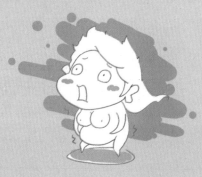

胎动规律和变化		
孕16~20周	胎动幅度	小/动作不激烈
	孕妈妈的感觉	比较微弱/不明显
	位置	下腹中央
	孕16~20周是刚刚能够感觉胎动的时期。这个时期的胎儿运动量不是很大，动作也不激烈，孕妈妈通常觉得这个时候的胎动像鱼在游泳，或是"咕嘟咕嘟"吐泡泡，与胀气、肠胃蠕动或饿肚子的感觉有点像，没有经验的孕妈妈常常分不清。此时胎动的位置比较靠近肚脐	
孕20~35周	胎动幅度	大/动作最激烈
	孕妈妈的感觉	非常明显
	位置	靠近胃部，向两侧扩大
	胎儿正处于活泼的时期，而且因为长得还不是很大，子宫内可供活动的空间比较多，所以，这是胎儿胎动最激烈的一段时间。孕妈妈可以感觉到胎儿拳打脚踢、翻滚等各种大动作，甚至可以看到肚皮上突出的小手小脚，此时胎儿位置升高，在靠近胃的地方	
临近分娩	胎动幅度	大/动作不太激烈
	孕妈妈的感觉	明显
	位置	遍布整个腹部
	因为临近分娩，胎儿慢慢长大，几乎撑满整个子宫，所以，宫内可供活动的空间越来越少，施展不开，而且胎动频率下降，没有以前那么频繁，胎动的位置也会随着胎儿的升降而改变	

★ 皮肤问题应对方法 ★

 皮肤瘙痒

皮肤瘙痒是妊娠期较常见的症状，不需要特殊治疗，胎儿出生后就会消失。经常洗澡、勤换内衣、避免吃刺激性食物、保证睡眠充足、保持大便通畅，都有助于减轻皮肤瘙痒。每次沐浴的时间不要过长，最好是10~20分钟，因为洗澡时间过长，不仅皮肤表面的角质层易被水软化，导致病毒和细菌的侵入，而且孕妈妈容易产生头晕的症状。另外，洗澡频率应根据个人的习惯和季节而定，一般来说隔天一次，有条件的话，最好是每天一次。

湿疹

痤疮和湿疹是因为激素分泌平衡被打乱而产生的。孕妈妈要彻底护理肌肤，如有恶化一定要及时就诊。当痤疮和湿疹等皮肤问题出现时，应该彻底清洁肌肤。晚上要彻底卸妆，早上要仔细洗脸。洗面奶要选择清爽的、不含油脂的，最好是无刺激泡沫洗面奶或除痘疮的护肤用品。症状严重时，一定要尽早就诊。

孕妈妈更应注意多喝水以补充身体的水分。

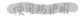 皮肤粗糙敏感

作为孕妈妈保证充足的睡眠是很重要的，睡觉的时候选择舒适的睡姿，或是在睡觉前喝一杯牛奶，都能提高睡眠质量，从而确保孕妈妈拥有好气色。此外，清洁功课要做足，睡前、晨起要做好清洁工作，不要因为怀孕而变懒。

 色素沉着

怀孕中产生的色素沉着因人而异，分娩后都会逐渐变浅。但是并不会完全消失，也有过了很长时间才会变浅的情况。阻挡紫外线，摄取维生素C很重要。外出时，应该戴上帽子或打伞防止阳光直接照射，涂防晒霜或使用有防晒效果的化妆品来隔离紫外线。

水是体内重要的溶剂，各类营养素在体内的吸收和转运都离不开水。

使用防护服

防护服包括外衣、马甲、围裙、孕妇装等，由特殊纤维制成，具有较好的防电磁辐射、抗静电作用。尤其是有微波炉的家庭，最好配备防护围裙，如果接触电器设备，孕妈妈可以穿上防护肚兜或防护装。

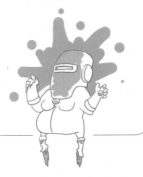

第17周（113~119天）

★宝宝的变化★

宝宝开始打嗝了，这是胎儿呼吸的先兆。胎儿腿的长度超过了胳膊，手指甲完整地形成了，指关节也开始运动。母体接收到的刺激直接反映至胎儿的动作上，胎儿能够敏锐地感应到母体环境、心态的变化。

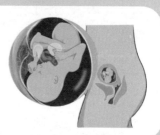

★腰酸背痛怎么办★

站姿

双腿平行直立，膝盖微向前弯曲，重心置于足部，肩稍往后，两臂放松。当然，孕妈妈是不适合长时间站立的，如果需要长时间站立，可以在前面放一个小脚凳，让双脚轮流置于脚凳上，或将双脚前后叉开站立，重心放在后脚，隔一段时间再换脚。

由坐而站

猛然地从座椅上站起来，也会使得腰椎受力过大而受伤，应以手力、腿力代替腰力，用双手握住椅子的扶手，慢慢地将身体撑起，才能避免腰椎受伤。

防止腰痛的方法很简单，只需生活中多些细心，注意技巧，腰痛就会离你而去。

走路姿势

走路时应双眼平视前方，把脊柱挺直，并且身体重心要放在脚跟上，让脚跟至脚尖逐步落地。

上楼姿势

上楼梯时，为保持脊柱依然挺直，上半身应向前倾斜一些，眼睛看上面的第三或第四节台阶。如果觉得很难做到，可以先在家中进行一些矫正姿势的训练。

坐姿、睡姿要调整

坐姿

孕妈妈应选择有扶手、靠背的椅子来坐：坐时臀部和背部要紧贴椅背，臀部与背部应成90°，膝盖与脚跟也要成90°。如果需要长时间坐着，可在腰后加个小枕头帮助支撑腰椎；如果椅子太高，要加个小脚凳，避免双脚悬空。肩、颈、头部保持直立与平衡，肩部自然放松下垂，身体靠近工作平台，上臂自然垂放在身体两侧，背部保持正常的曲度，双脚平放于地面。

睡姿——左侧卧

双腿一前一后弯曲起来，双腿间夹个枕头，肚子下面也垫个枕头。

睡姿——平躺卧

枕头的高度要合适，头颈部保持平直，下颌稍微内缩，膝部以下放置一个小枕头，双腿弯曲起来，支撑骨盆，然后轻轻扭动骨盆，直到调整腰部舒适地紧贴床面为止。

起床姿势

不要由平躺直接抬起上身，先要保持上半身与下半身在同一平面上，然后同时侧向翻身，待转过身子之后，先用手将上半身撑起，同时将双腿沿床边放下，再坐直上半身。

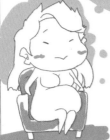

133

★ 腿部抽筋的防与治

孕期抽筋是孕期不适症候群中的一种病态现象。孕妈妈腿部肌肉负担增加，体内钙与磷比例不平衡。怀孕期间走太多路，站得太久，都会令小腿肌肉的活动增多，以致孕妈妈体内的钙不敷使用，因而引起腿部痉挛；另外，血液循环不良或寒冷也是引起抽筋的原因。

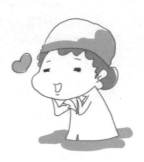

预防抽筋的关键

1.睡觉时脚不要伸直。如果是仰卧，在膝盖下垫一个软枕头；侧卧时，可将软枕夹在两膝之间。这样有助于血液流回心脏。

2.坐姿时可将脚垫高，在家里可把脚放在茶几上。上班时，可在桌下放一把小凳或木箱垫脚。

3.为保证腿部血流畅通，孕妈妈不要穿高跟鞋或过紧、过硬的鞋子，应选择平稳舒适的软底鞋。

4.最关键的是平时增加钙和镁的摄入，尤其是牛奶、虾皮、香蕉、大豆和豆制品。吃这些食物时要少吃菠菜，因为菠菜中草酸含量较多，会形成草酸钙，影响钙的吸收。

5.孕妈妈平时要多晒太阳，若抽筋频繁，可以遵医嘱口服钙片。

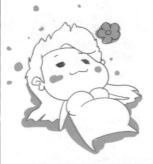

放松——缓解抽筋症状

1.抽筋时按摩抽筋的肌肉或让丈夫摩擦，以促进血液循环。

2.抽筋时起床活动，走一走或站着，做伸展运动。

3.如果抽筋很严重，则可以躺在床上，抓住疼痛的那一只腿的脚趾保持膝盖伸直并尽可能地贴近床，按住，朝孕妈妈头部方向慢慢拉。

> 如果水桶般的肚子使孕妈妈无法弯向前去抓到脚趾，那么，可以伸直腿，压住膝盖使其贴近床并且将脚趾弯向头部。

第18周（120~126天）

★宝宝的变化★

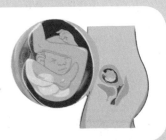

宝宝开始有听觉，也开始长脂肪了，这样会使婴儿本身的特征更为明显。四个月的胎儿完成了胎盘通过脐带的过程，将孕妈妈与胎儿结为一体，母体日常生活中的各种变化，经由血管影响胎儿。

★对孕妈妈有益的运动★

孕中期，胎盘已经形成，所以，不太容易造成流产。这个时期，胎儿还不是很大，孕妈妈也不是很笨拙，所以，在孕中期增加运动量是非常适合的时期。

避免剧烈运动。

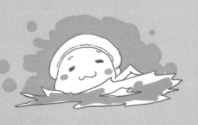

游泳

游泳可以锻炼孕妈妈的全身肌肉，促进血液流通，能让胎儿更好地发育。同时，孕期经常游泳还可以改善情绪，减轻妊娠反应，有利于胎儿的神经系统发育，但游泳时要防止宝宝被别人踢到。

散步

对于不会游泳的孕妈妈，每天早晚散步也是一种很好的运动，既能促进肠胃蠕动，还能增加耐力，耐力对分娩是很有帮助的。而孕妈妈在走动的同时，还可以刺激胎儿活动。在阳光下散步是最好的，可以借助紫外线杀菌，还能促进肠道对钙、磷的吸收，对胎儿的骨骼发育特别有利。

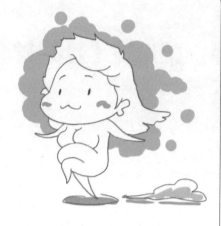

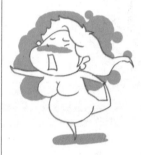

瑜伽

可以选择专门的孕妇学校做一些孕妇瑜伽，即使在家中持续做一些简单的动作也能取得很好的效果。瑜伽可以消除压力、防止肥胖、锻炼肌肉和关节，有助于顺产。每天最好穿着舒适的衣服，在厚厚的垫子上进行10~15分钟的体操。大约在怀孕3个月以后可以开始进行孕妇瑜伽，而且在沐浴后身体暖和或身体肌肉松弛的状态下进行，效果最佳。

★第三次产检★

详细的超声波检查

孕18周时做超声波检查，主要看胎宝宝外观发育上是否有较大的问题。医生会仔细量胎宝宝的头围、腹围，看大腿骨长度及检视脊柱是否有先天性异常。孕妈妈在16周时，已可看出胎宝宝性别，但在20周时，准确率更高。至于最令孕妈妈期待的首次胎动，在18~20周出现。

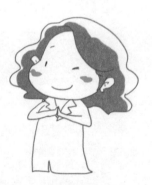

我国法律规定，严禁进行非医学需要的性别鉴定。

136

羊水穿刺检查

羊水检查是产前诊断常用的有创伤性的一种方法。利用羊水检查，可预测多种新生儿疾病。

染色体或遗传代谢疾病

可以用羊水中胎宝宝脱落下来的细胞做培养实验。细胞培养后可检测染色体疾病或遗传代谢病，这种检测方法比较科学、准确。

有时甲胎蛋白的含量会有所增高，甚至会高出20倍以上。可能会出现开放性神经管缺陷、先天性食管闭锁、先天性肾病等，都会有甲胎蛋白增高的现象。

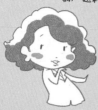

无脑儿或开放型脊柱裂畸形

可以通过检查羊水中甲胎蛋白的含量来判断胎宝宝是否患有疾病。当正常怀孕13～20周时，羊水中甲胎蛋白的含量在10微克/毫升以下。若偏离此数值，就有可能发生无脑儿或开放型脊柱裂等畸形。

这些孕妈最好做羊膜腔穿刺

1 年龄超过35岁的孕妈妈。

2 孕妈妈本身或直系亲属曾生育先天缺陷儿。

3 家族中有遗传性疾病的孕妈妈。

4 母血筛查唐氏综合征结果高风险的孕妈妈。

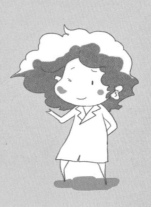

5 本人或配偶有遗传性疾病的孕妈妈。

6 本人或配偶有染色体异常的孕妈妈。

7 本次超声检查疑似有染色体异常的孕妈妈。

8 有习惯性流产的孕妈妈。

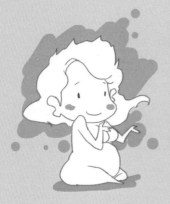

第19周（127~133天）

★宝宝的变化★

宝宝此时约有17.7厘米长，重133克左右，全身长出细毛，头发、眉毛、指甲等已齐备。胎头约占身长的1/3，脑袋的大小像个鸡蛋。由于皮下脂肪开始聚集，皮肤就变成不透明的了。皮脂腺已开始发育，四肢活动增强，因此，母亲可以感到胎动。心脏的搏动更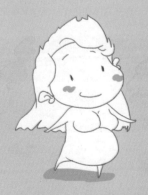加有力，用听诊器透过腹壁可以听到胎心的跳动。神经组织已经比较发达，开始有了一些感觉。这时胎儿已经具备了吞咽及排尿功能。羊水达400毫升左右。此时若母亲血压增高、心跳加速，胎儿也不一定有所活动，这是因为由外部虽可影响子宫腔的胎儿，但是胎儿本身的中枢神经作用将抑制胎儿的运动。神经系统逐渐发达，延髓部分的呼吸中枢开始发挥作用，而且，前头叶也非常明显。内耳区负责传递声音的"蜗牛壳"也完成了，可以感觉声音，因此，在这个时期可以记忆母亲的声音。这时母亲不妨多对胎儿讲讲话。

★留意胎动异常信号★

异常情况常见原因及处理方法

孕妈妈受剧烈的外伤，就会引起胎宝宝剧烈的胎动，甚至造成流产、早产等情况。

138

异常情况	常见原因	处理方法
胎动突然加快	孕妈妈受到剧烈外伤，就会引起胎宝宝剧烈的胎动，甚至造成流产、早产情况	1.少去人多的地方，以免被撞到
		2.减少大运动幅度、有危险的活动
胎动突然加剧，随后很快停止运动	多发生在怀孕的中期以后，症状有阴道出血、腹痛、子宫收缩、严重的休克	1.有妊娠高血压综合征的孕妈妈，要定时去医院做检查，并依照医生的建议安排日常的生活起居
		2.避免不必要的外力冲撞和刺激
急促的胎动后突然停止	脐带绕颈或打结	1.一旦出现异常胎动的情况，要立即就诊，以免耽误时间造成遗憾
		2.孕妈妈要细心观察每天的胎动，有不良感觉时要马上去医院检查

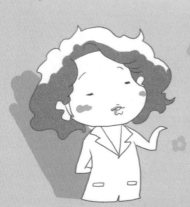

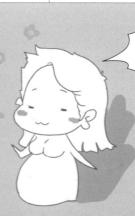

每天数胎动，是进入孕中晚期后孕妈妈的必修课。

139

★贫血怎么办★

随着胎儿的生长，所需要的营养也越来越多，容易导致孕妈妈贫血。即使孕妈妈在怀孕前没有贫血，到孕期也会有贫血症状的出现。为什么会产生这种情况呢？孕期缺乏铁、蛋白质、维生素B₁₂、叶酸等都可造成贫血，而以缺铁性贫血最为常见。孕产期女性的总需铁量约为900毫克，而食物中的铁仅能吸收10%，一般人每日从膳食中摄取的铁基本可以维持收支平衡，但对孕妈妈来说，因胎儿生长发育和自身储备的需要，需铁量必然增多。每日食物中的需铁量应为30～40毫克，一般饮食不可能达到此需求量。因此，孕妈妈体内储备的铁被动用，若未能及时补充，或者入不敷出，就会出现贫血。

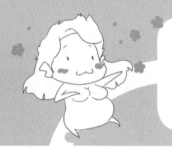

定期检查

在孕期里应定期检查血红蛋白、红细胞计数，有贫血症状可以及时发现。有条件的孕妈妈可以查铁蛋白，评估铁储备情况。

饮食调理

多吃含铁丰富的食物，并保证维生素B₁₂、叶酸的摄入。在孕妈妈日常菜单中，多加入一些动物的肝、肉类、蛋类、豆类及豆制品、牛奶、绿叶蔬菜、水果等，补充铁元素。对于中度或重度贫血患者，只靠饮食调节是不够的，可在医生的指导下服用一些铁剂。

症状：感觉疲劳、头晕，脸色苍白，指甲变薄、易折断，呼吸困难，心悸，胸口疼痛。

维C

服用维生素C

维生素C能够促进铁元素的吸收，多吃含维生素C的蔬菜、水果，同时补充维生素C也是不可或缺的。

第20周（134~140天）

★宝宝的变化★

此周宝宝身长约19厘米，重198克左右。宝宝肾脏可以产生尿液了，头发已经开始从头皮显现出萌芽状态，脑部的指示已经可以传达到某些感觉神经。皮肤渐渐呈现出美丽的红色，可见到皮下血管；呼吸肌开始运动，并有分泌现象。宝宝的大脑皮质功能并未成熟，大脑的功能亦未发挥。母亲的兴奋、激动状况使体内激素发生分泌变化，促使中脑发生信号，透过血液、胎盘而传至胎儿。

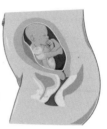

★腹胀严重的调理方法★

少量多餐

如果孕妈妈已经感到肠胃胀气，却还进食大量食物，在增加肠胃消化负担的同时，只会令胀气情况更加严重。妊娠中期的孕妈妈可采用少量多餐的进食原则，每一餐不要吃太饱，从每日三餐改为一天吃六至八餐，以减少每餐的分量。孕妈妈可多吃含丰富纤维素的食物，如蔬菜、水果，能帮助肠道蠕动。流质的食物虽然较好进食，但却并不一定好消化，因此，孕妈妈可选择半固体的食物。

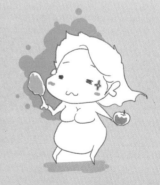

细嚼慢咽

吃东西时应细嚼慢咽，进食时不要说话，避免用吸管喝水，不要常常含着酸梅或咀嚼口香糖等，这些都可避免让不必要的气体进入腹部。

避免吃产气食物

如果有较严重的胃酸逆流情况，则应避免吃甜食，以清淡食物为主，并可吃苏打饼干以中和胃酸。胀气状况严重时，应避免吃易产气的食物，如豆类、蛋类及其制品、油炸食物等。

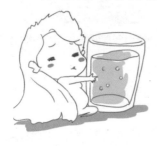

多喝温开水

孕妈妈每天至少要喝1 500毫升的水，充足的水分能促进排便。每天早上起床后可以先补充一大杯温开水，也有促进排便的功效。不要喝冷水、汽水、咖啡、茶等饮料，汽水中的苏打容易造成胀气。另外，在喝水的时候可以加入少量的蜂蜜，能促进肠胃蠕动，防止粪便干结。

适度缓和按摩

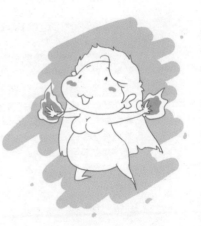

如果腹胀难受，可采取简单的按摩方法舒缓。温热手掌后，以顺时针方向从右上腹部开始，然后以左上、左下、右下的顺序循环按摩10～20圈左右，每天进行2～3次。按摩时力度不要过大，避开腹部中央的子宫位置，用餐后也不适宜立刻按摩。另外，在按摩时可略加一点薄荷精油，也能适度舒缓胀气或便秘的症状。

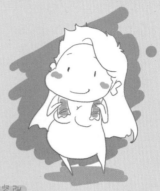

为了减轻孕期腹胀，孕妈妈应适当增加每天的活动量，饭后散步是最佳的活动方式。随着孕周增加，每天散步的次数也可慢慢增加，或是延长每次散步的时间。建议孕妈妈可于饭后30分钟至1小时，到外面散步约20~30分钟。

心情轻松 不紧张

紧张和压力大的情绪，也会造成孕妈妈体内气血循环不佳，因此，在怀孕期间学会放松心情也很重要。保持良好的轻松心态，也有助于孕妈妈排便的顺畅。

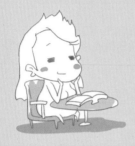

孕期流鼻血是怀孕期间较常见的一种现象，所以请孕妈妈不用着急。

★鼻出血，别紧张★

鼻出血的处理方法

当孕妈妈流鼻血时，不要慌乱，按照以下步骤进行止血：

1 先将血块擤出来，因为血块堵在鼻子里会使血管无法闭合，清除血块后，血管内的弹性纤维才能收缩，使流血的开口关闭。

2 坐在椅子上，用手指紧紧捏住鼻子，身体前倾，千万不要向后仰或躺下，否则血液会回流到嗓子里。

3 在出血的鼻孔里塞一团干净的湿润棉花，然后捏住鼻子，持续压紧约5分钟，若仍无法止血，再重复进行塞棉花和捏鼻子。

4 拿一条干净的毛巾，包裹一块冰块，冷敷鼻子、脸颊和颈部，刺激血管收缩，从而达到止血的目的。

5 鼻血止住后，在鼻孔内涂抹少量维生素E软膏，帮助愈合鼻内伤口。

6 以上步骤完成后，平静地躺下来休息一会儿，不要再挖鼻孔，避免未愈合的伤口再次破裂而出血。

增加空气湿度

当环境干燥时，鼻子需要更努力地工作，鼻黏膜血管极易受到损伤。因此，建议使用加湿器来提高空气湿度，加湿器中最好加入蒸馏水，以免自来水不纯导致鼻子过敏。

不要挖鼻孔

坚硬的指甲极易损伤鼻黏膜和鼻腔内的毛细血管，从而引起鼻出血。所以，在日常生活中要避免用手指挖鼻孔，当鼻腔内有异物时，可以用蘸湿的棉签轻轻擦出。

补充维生素C

胶原蛋白是维持身体组织健康所必需的物质，而维生素C是形成胶原蛋白所必需的物质。上呼吸道组织里的胶原蛋白帮助黏液附着于适当的场所，使鼻窦及鼻腔内产生一个湿润的保护膜。

不吃或少吃油煎、辛辣等燥性的食品。气候干燥时，要适当多饮些水。

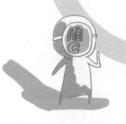

补充维生素K

维生素K是正常凝血功能所必需的。其来源有苜蓿、海带，以及所有深绿色叶菜类。

当用棉花塞过鼻子，也捏过鼻子，但仍然无法止血时，应立即去看医生。流鼻血持续过久，可能致命。持续流鼻血甚至意味着肿瘤的存在。

第21周（141~147天）

★宝宝的变化★

宝宝大约有17厘米长，重量达到了283克。一层乳白色的皮脂裹住宝宝的皮肤不受羊水的刺激，在分娩时也帮助宝宝顺利通过产道。宝宝运动能力提高，有时过于剧烈将导致孕妈妈晚上无法睡觉，此时宝宝呼吸运动不规则，透过超声波可看胎儿两手在脸部前面握手，手指不时地摇头抚摸自己的脸，手指触摸嘴唇而产生反射动作——开口动作，渐渐地由反射转为自然的动作。

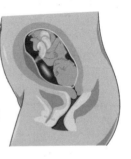

怀孕期间的体重增加控制在12千克以内，就会有效防止和减轻妊娠纹。

★控制好体重★

进入孕中期，孕妈妈的体重应每个月增加2千克，但是也有体重增加超过3千克的情况。体重的过分增加，会导致难产、胎儿发育停止、妊娠糖尿病、妊娠高血压综合征等，所以，要特别注意控制体重。

计算体重的标准

每个孕妈妈体重增加的程度各不相同，所以不必因为你比其他孕妈妈胖很多或瘦很多而担心。孕早期孕妈妈一般只会增重0.9～2.3千克；在怀孕中期大约增重6千克；怀孕晚期约增重5千克。

BMI=体重千克数/身高米数的平方
例：体重54千克，身高1.6米，
$BMI=54/1.6^2 \approx 21.09$。

孕期体质增加量（千克）
增重8～11
增重10～12
增重11.5～12.5
增重13～15

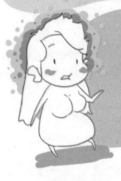

孕前体质指数（BMI）
$BMI \geqslant 28$ 肥胖
BMI在24～28 超重
BMI在18.5～24 正常
$BMI < 18.5$ 低体重

★这样吃，长胎不长肉

肉类

肉类富含蛋白质。一般情况下，鸡肉的热量比牛肉和猪肉低一些。同一种肉类比较，瘦肉部分比肥肉部分热量低一些。必须吃脂肪含量高的肉时，在烹饪过程中可以切除多余的脂肪。如果是蛋类，水煮蛋的热量要比煎蛋少很多。

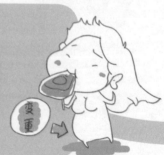

变重

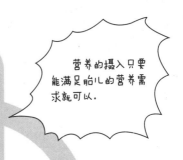

营养的摄入只要能满足胎儿的营养需求就可以。

鱼类

不是所有的鱼类都是低热量, 高蛋白的, 也有跟肉类一样高热量的种类。鱼类中热量比较低的种类有: 比目鱼、鳕鱼、偏口鱼等白色鱼种。通常鱼的背部蛋白质含量高, 腹部的脂肪含量高。在烹调鱼类的时候, 应尽量避免油炸, 可以选择烤的方式。

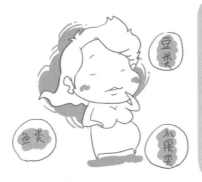

豆类

鱼类

水果类

豆类

在食用豆制品时, 注意要吃加热煮熟的, 否则豆类中固有的抗营养物质, 可能对人体造成不良影响。在食用普通豆制品的同时, 某些发酵的豆制品如豆腐乳, 也可以食用。发酵的豆制品不但易于消化, 而且有利于提高大豆中钙、铁、镁、锌等矿物质的生物利用率, 促进吸收, 还能降解不利物质。

水果类

孕妈妈在孕期可以适量多吃水果, 但是水果中含有大量的糖分, 所以要注意防止热量的过度摄取。通常像香蕉、葡萄、凤梨等比较甜的水果热量较高, 而柑橘类和水分多的水果热量相对较低, 例如西瓜、柚子、草莓、梨等。

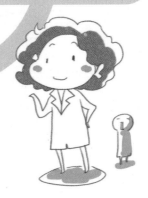

147

第22周（148~154天）

★宝宝的变化★

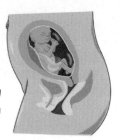

胎儿身长大约18厘米，体重300~350克。如果通过X线照片，可清楚地看到头盖骨、脊椎、肋骨及四肢的骨骼。小家伙吞咽羊水时，其中少量的糖类可以被肠道吸收，然后再通过消化系统运送到大肠。宝宝的肝和脾仍负责生产血红细胞，但是骨骼已渐渐发展到足以成为怀孕第三期时的主要血细胞制造者。

★预防妊娠高血压综合征★

在孕20周以后，如果有血压升高、水肿的现象，孕妈妈就应该注意了。血压高的孕妈妈，血液流通不畅，会出现头晕、眼花、胸闷及恶心呕吐的症状，而且母体不能顺利向胎盘供给营养，从而导致胎盘功能低下，胎宝宝所需的营养和氧气供应不足，造成发育不全，甚至出现死胎。

定期检查

定期做产前检查是及早发现妊娠高血压综合征的最好方法。每一次检查，医生都会给孕妈妈称体重、测量血压并验尿，还会检查腿部水肿现象。这些是判别妊娠高血压综合征的重要指标，如有异常，医生会及时诊治。

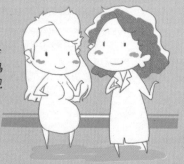

自我检测

孕妈妈要经常为自己量血压、称体重，尤其是孕36周以后，每周都应观察血压和体重的变化。

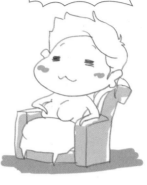

孕妈妈应注意补钙、精神放松，可防止妊娠高血压。

避免过劳

避免过度劳累，保证休息时间，每天的睡眠时间应保证8小时左右，以降低妊娠高血压综合征的发生概率。

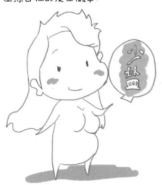

减少盐分

盐分摄入过多会导致血压升高，影响心脏功能，引发蛋白尿和水肿。因此，要严格限制食盐的摄取，每天不要超过7克。

保证营养

大量摄取优质蛋白质、钙和植物性脂肪，蛋白质不足时会弱化血管，加重病情，同时注意摄取有利于蛋白质吸收的维生素和矿物质。

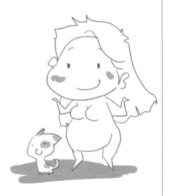

及时就医

如果出现妊娠高血压综合征，需用药物治疗。若胎盘功能不全日益严重或接近临产期，医生可能会建议用引产或剖宫产提前结束妊娠。

★ 远离水肿的困扰

这一时期，很多孕妈妈都会出现手脚肿胀，尤其是下肢水肿的现象。这是孕期正常反应，不是病理现象，以下这些方法可以帮孕妈妈远离水肿。

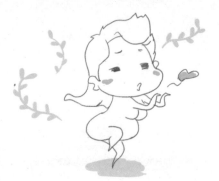

饮食调节

要注意饮食调节，多吃高蛋白、低糖类的食物，比如富含维生素B的全麦粉、糙米和瘦肉。饮食要清淡，注意限制盐分的摄取，多喝水。孕妈妈不要因为水肿而不敢喝水，水分会促进体内废物的排出，从而缓解水肿现象。

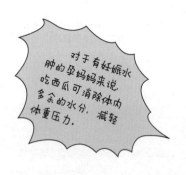

对于有妊娠水肿的孕妈妈来说，吃西瓜可消除体内多余的水分，减轻体重压力。

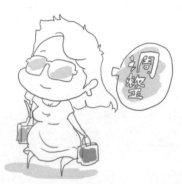

调整生活习惯

调整好工作和生活节奏，不要过度紧张和劳累。不要久站、久坐，一定要避免剧烈或长时间的体力劳动，适时躺下来休息。如果条件不允许，也可以在午饭后将腿举高，放在椅子上，采取半坐卧位。每晚睡前，孕妈妈可以准备好温水，浸泡足部和小腿20～30分钟，以加速下肢的血液循环。

为了预防水肿，孕妈妈不要佩戴戒指，不要穿紧身衣或者套头衫、紧身裤、长筒袜或者到小腿的长袜，穿宽松的衣服及矮跟舒适的鞋子，保持血液畅通。

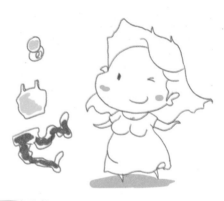

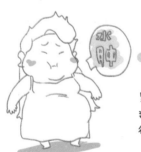

水肿异常要留心

怀孕期小腿轻度水肿属正常现象。如果水肿延伸到大腿、腹壁，经休息后仍不消退，则很可能发展为重度妊娠高血压综合征，一定要去医院确诊，避免危险的发生。

进行按摩

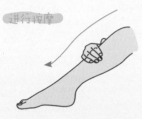

① 用手掌对膝盖下方的小腿进行推搓。

② 用指尖对小腿肚的中心线进行推搓。

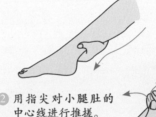

③ 用手掌从脚腕开始，直至脚背进行推搓。

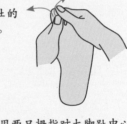

④ 用两只拇指对大脚趾中心进行挤压后，从脚掌的下方向上方进行推搓。

第23周（155~161天）

★宝宝的变化★

宝宝身长大约19厘米，体重350克，这时胎儿体重开始大幅度增加，看上去已经很像小宝宝的样子了。但皮肤依然是皱的，红红的。当然，褶皱也是为皮下脂肪的生长留有余地。五官已发育成熟，此外，宝宝的牙齿在这时也开始发育了，这时候主要是恒牙的牙胚在发育。6个月的胎儿肌肉发育较快，体力增强，越来越频繁的胎动表明了他的活动能力。由于子宫内的胎儿经常活动，因此，胎位常有变化。这个时候，如检查出来呈臀位，也不必惊慌。

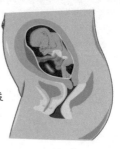

★孕期痔疮"可以没有"★

调整饮食是关键

孕妈妈日常饮食中应多吃新鲜蔬菜、水果，尤其应注意多吃富含粗纤维的食物，如芹菜、韭菜、苦瓜、萝卜等，也要多吃些粗粮，如玉米、地瓜、小米等，这些食物除了含有丰富的营养物质外，还能刺激肠蠕动，防止粪便在肠道内堆积。孕妈妈应该注意不吃或少吃辛辣刺激性的食物和调味品，少喝碳酸饮料。

早饭前喝一大杯水，促进胃肠道的蠕动，方便排便，防止痔疮形成。

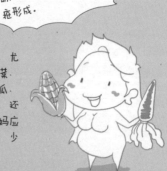

养成定时排便的好习惯

　　孕妈妈要养成定时排便的好习惯。排便时间要相对固定，一般可定在某一次进餐后为好。排便习惯一旦形成，不要轻易改变，一旦有要大便的感觉就不要忍着，排便时也不要太用力，不要在厕所蹲太长的时间，因为这会对直肠下端造成压力而出现痔疮。千万不要蹲在厕所里看书、看报，否则会增加腹压和肛门周围血流的压力，导致痔疮或加重痔疮。如果大便干燥、排便困难时可遵医嘱用些润肠通便的药物。

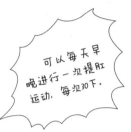

可以每天早晚进行一次提肛运动，每次30下。

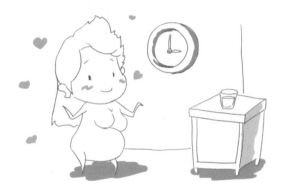

适当活动和保健

　　孕妈妈应防止久坐不动，提倡适当的户外活动，如散步、做孕妈妈操及打太极拳等。睡觉时尽量采取左侧卧位，这样能减轻直肠静脉的压力，有助于身体下半部的血液回流。适量的体力活动可增强体质，促进肠蠕动而增加食欲，防止便秘。每日早晚可做两次提肛运动，每次30～40遍。这样有利于增强盆底肌肉的力量和肛门周围的血液循环，有利于排便和预防痔疮。还可经常做肛门按摩来改善局部的血液循环。

★ 血容量迅速增加，补铁要跟上 ★

缺铁会导致贫血

进入孕中期，孕妈妈的血容量会迅速增加，到了孕晚期，血容量比孕前增加30%～40%，约1300毫升，但是，由于红细胞的造血量跟不上增加的血液总量，血液被稀释，就会出现贫血现象。孕期贫血虽然是正常现象，但如果置之不理，孕妈妈就会出现疲劳、头晕、体力下降等情况，严重时会导致胎盘供氧不足，胎宝宝发育迟缓。

食补是最佳补铁方式

孕早期，孕妈妈需要补铁15毫克/天，孕中期需要补铁25毫克/天，孕晚期需要补铁35毫克/天。通过饮食调整是避免贫血最佳方式。

多吃富含铁的食物

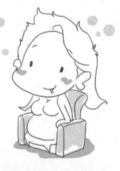

多吃瘦肉、家禽、动物肝脏及血（鸭血、猪血）、蛋类等富铁食物。豆制品含铁量也较多，肠道的吸收率也较高，要注意摄取。主食方面则多吃面食，面食较大米含铁多，肠道吸收也比大米好。

多用铁炊具烹调蔬菜

做菜时尽量使用铁锅、铁铲，这些传统的炊具在烹制食物时会产生一些小碎铁屑溶解于食物中，形成可溶性铁盐，吸收于体内。在用铁锅炒菜时，可以适当加一点醋，使铁转化为二价铁，提高身体对铁的吸收利用率。

口服补铁剂

如果孕妈妈缺铁比较严重，日常饮食无法满足孕妈妈对铁的需求，那就有必要根据医生的处方，通过服用补铁剂来补充铁了。如果经过医生检查，没有贫血，且铁储备充足，则没有必要服用补铁剂。

维生素C能够与铁形成螯合物，促进人体对铁的吸收。因此，孕妈妈在补铁的同时要多吃一些富含维生素C的食物，新鲜的蔬菜和水果维生素C的含量都很高，如番茄、橙子、草莓、西蓝花等。

第24周（162~168天）

★宝宝的变化★

此周的胎儿看起来已经像一个微型宝宝了，他的身长大约20厘米，体重约460克。宝宝的五官已发育成熟，他的嘴唇、眉毛和眼睫毛已各就各位，清晰可见，视网膜也已形成，具备了微弱的视觉。此时胎儿的胰腺及激素的分泌也正在稳定地发育过程中。在胎儿的牙龈下面，恒牙的牙胚也开始发育了，孕妈妈需要多补钙，为宝宝将来能长出一口好牙打下基础。

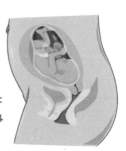

缓解孕期情绪，丈夫按摩最有效。

★来自准爸爸的爱★

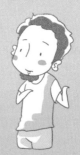

掌握按摩小窍门

1.睡前按摩有助于孕妈妈放松，改善睡眠。

2.按摩时间长短应根据孕妈妈的需要。按摩各个部位5分钟即可。

3.按摩最好在床上进行，对床的软硬没有具体要求，只要感觉舒服就可以了。

4.如果准爸爸的双手粗糙，按摩时可以用些润肤油。

5.按摩的力度要稳定。有些身体部位在按摩时绝对不能太用力，如乳房、背部、腹部、足踝等部位。

6.不要在孕妈妈饥饿、吃饱或心情郁闷时按摩。

7.如果孕妈妈出现妊娠并发症或其他疾病时都不宜进行按摩。

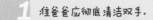

按摩前的准备工作

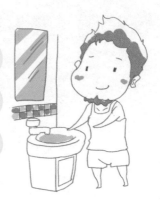

1 准爸爸应彻底清洁双手。

2 双方深呼吸，全身放松。

3 播放一些轻柔的音乐以帮助放松心情。

身体各部位按摩要诀

头部按摩要诀

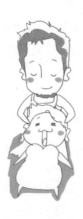

1 双手放在孕妈妈头部两侧轻压一会儿，然后用手指轻揉整个头部。

2 双手轻按前额中央位置，然后向两侧轻扫至太阳穴。

3 轻按眼部周围。

4 双手轻按孕妈妈的两边脸颊，再向上扫至太阳穴。

5 双手放在孕妈妈的下巴中央，然后向上扫至太阳穴。

6 将示指及中指沿着孕妈妈的下耳部四周前后轻按。

　　孕期按摩的注意事项：切忌在肚饿、肚饱或心情郁闷时按摩。身体某些部位，如乳房、腹部、背部、小腿后肌及足踝等，都不要大力按摩。若孕妇有妊娠并发症或其他疾病，例如，皮肤病、心脏病、哮喘及高血压等，则不宜按摩。

肩背按摩要诀

 双手按压在孕妈妈的肩上，慢慢向下滑落至手腕位置。

 双掌放在孕妈妈的肩胛中央位置，向外及往下轻压。

手部按摩要诀

1 先托着孕妈妈的手腕，再用另一只手的手指轻轻按捏其手腕直至腋下。

2 仍旧托着孕妈妈的手腕，另一只手上下不停地扫拨手腕直至腋下。

3 双手夹着孕妈妈的手臂，上下按摩手腕直至腋下。

4 轻轻按揉孕妈妈的每根手指。

腹部按摩要诀

双手放在孕妈妈的上腹部，慢慢向左右呈"心形"扫向下半部，然后再重回到上半腹，整个动作重复5遍。

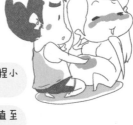

脚部按摩要诀

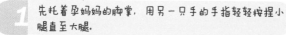 先托着孕妈妈的脚掌，用另一只手的手指轻轻按捏小腿直至大腿。

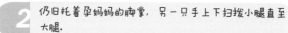 仍旧托着孕妈妈的脚掌，另一只手上下扫拨小腿直至大腿。

3 双手夹着孕妈妈的脚部，上下按摩小腿直至大腿。

4 轻轻按摩每根脚趾。

第四次产检：排除妊娠糖尿病

妊娠糖尿病筛查

大部分妊娠糖尿病的筛检，是在孕24～28周做。先抽取孕妈妈的血液样本，做一项耐糖试验，此时孕妈妈喝下50克的糖水，等1小时后，再进行抽血。结果出来后，血液指数若在7.8以下，即属正常；指数若为7.8以上，就要怀疑是否有妊娠糖尿病，需要再回医院做第二次抽血。此次要先空腹8小时后，再进行抽血，然后喝下75克的糖水，1小时后抽1次血，2小时后再抽1次，总共要抽3次血。只要有1次以上指数高于标准值的话，即代表孕妈妈患有妊娠糖尿病。在治疗上，要采取饮食、运动及注射胰岛素来控制。

一般糖尿病筛查高危的情况下，医生会建议继续做糖耐检查，以确诊是否患有妊娠糖尿病。

哪些孕妈妈易患妊娠糖尿病

1 年龄超过33岁的高龄孕妈妈。

2 肥胖，妊娠前体重超过标准体重的20%，或者妊娠后盲目增加营养，进食过多，活动过少，体重增加太多的孕妈妈。

3 直系亲属中已出现过妊娠糖尿病病人的孕妈妈。

4 直系亲属中有人得糖尿病的孕妈妈。

5 以往妊娠时曾出现妊娠糖尿病的孕妈妈。

6 生育过巨大胎宝宝（体重大于4千克）的孕妈妈。

7 曾生育过死产、畸形胎儿等不良孕产史的孕妈妈。

158

第25周（169~175天）

★宝宝的变化★

此周的胎儿大约重300多克，宝宝听力已经形成，对外界声响的反应是比较敏感的，例如，你发出的说话声音、心跳的声音或肠胃蠕动时发出的咕噜咕噜的声音，宝宝都能听见。当你给胎儿播放节奏强烈的现代音乐时，胎动会增加，显得躁动不安，所以，平时要尽量远离使胎儿躁动不安的声音。

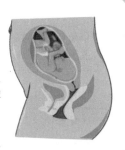

★健脑食品知多少★

坚果健脑效果好

夏威夷果

果子中所含的营养素对大脑的神经细胞很有益处，能够改善脑部营养，孕妈妈可以直接食用干果。

花生

花生中含有植物蛋白，更易被人体吸收利用，同时，花生还具有养血、补血等功效，花生适宜生吃或煲汤喝。

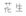

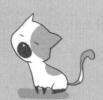

松子

松子富含的营养物质对促进胎宝宝大脑发育很有功效，既可以生吃又可放入菜中或加入点心中食用。

榛子

榛子中不饱和脂肪酸、矿物质和维生素含量丰富，有开胃、健脑、明目的功效，其中的纤维素还可促进消化、预防便秘发生。

开心果

开心果富含不饱和脂肪酸以及蛋白质、微量元素和B族维生素，开心果属于低碳水化合物膳食。

坚果不宜多吃。坚果类油性较大，而孕妈妈的消化功能却相对有所减弱，如果过量食用坚果，很容易导致消化不良。每天食用坚果不宜超过30克。

哪些坚果要远离

坚果	危害
杏仁	杏仁具有一定的毒性，很有可能诱发胎宝宝畸形怕
过期坚果	有可能引发流产；当坚果出现霉变或异味时，会增加癌症的诱发率，导致机体发生不良反应

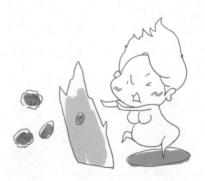

★孕妈妈坚持三少一多

身处孕期这一特殊时期，孕妈妈需要注意很多生活细节，对胎宝宝不好的事情一定不能做，孕妈妈的坚持就是对胎宝宝最好的母爱。

少用手机

因受精卵最初发育形成时，子代染色体复制完全是一个生物电流流动过程，即使是很微弱的电磁波辐射，也容易使受精卵受到影响，增大胚胎异常发育的发生率。为安全起见，孕妈妈在怀孕期间最好少用手机。

少用电器

微波炉、电磁灶、电热毯、电脑等电器会产生电离辐射，使用微波炉或电磁灶时要注意让身体与之尽量保持远一些的距离；要尽量减少与电脑接触的时间，久坐或长期低头对颈椎、腰椎都有不好的影响。

少看电视

因电视机工作时，显像管会在高压电源激发下不断发出看不见的X射线，还会产生波长小于400微米的紫外线。如长时间看电视，可能会引起流产和早产，导致胎宝宝发育异常。另外，看电视时间太长还会影响孕妈妈的下肢血液回流，加重下肢水肿，甚至出现下肢静脉曲张。看电视时最好离荧光屏3～4米远，每次最多看1～2个小时，中间休息10分钟以上。

多到户外活动晒太阳

因为从怀孕第五个月起，胎宝宝建造骨骼需要消耗大量的钙，所以，对钙的需求量很大。但钙在肠道的吸收主要依赖于晒太阳，因阳光照射可使皮下的7-脱氢胆固醇转化为维生素D，而维生素D可以促进食物中的钙在肠道内的吸收。胎宝宝出生后牙齿是否坚固，很大程度上也取决于胎宝宝发育时是否得到充足的钙。如孕期缺钙，很容易发生妊娠高血压综合征，严重时会使胎宝宝一出生就患上先天性佝偻病。

第26周（176~182天）

★宝宝的变化★

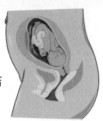

此周胎儿体重大约570克，胎儿的味蕾正在形成。宝宝不喜欢强光，对较弱的光线很感兴趣，一有温柔的光，他就马上把头转过来。胎儿的听觉也有所发展，不仅对母亲的声音，而且对各种声音都开始有反应。

★保护孕妈妈的脚★

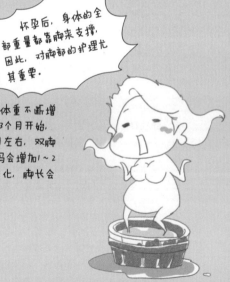

怀孕后，身体的全部重量都靠脚来支撑，因此，对脚部的护理尤其重要。

孕期双脚发生了变化

随着怀孕月份的增加，孕妈妈的体重不断增长，双脚承受的负担越来越重。从怀孕3个月开始，孕妈妈的双脚就会出现水肿，怀孕6个月左右，双脚水肿会更加严重，整个孕期，脚部尺码会增加1~2码。在一天之中，脚部围度也会发生变化，脚长会随着孕妈妈姿势的改变而改变。

首选棉布鞋子

相对于皮革和塑料材质，棉布透气性和吸汗性更好，质地也更柔软，行走起来比较省力，适合孕期穿着。但棉布的保暖性较差，只适合春秋季节穿着。皮革鞋首选柔软的牛皮和羊皮。

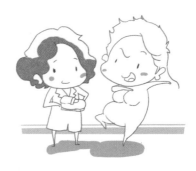

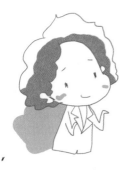

款式选择很重要

孕妈妈鞋子要选择圆头、肥度较宽的款式，尺寸要比脚长多出1码。下午3~4点是一天中脚部肿胀最严重的时间，因此，买鞋的时候应以这个时间脚部大小为主。

孕妈妈不能穿拖鞋。拖鞋的防滑性差，又不能完全跟随脚，因此行走的时候需要更多的力量抓住拖鞋，极易造成重心不稳而摔倒。再次，拖鞋的材质多以塑料和橡胶为主，透气性很差，容易引起脚部发炎。

鞋跟高度别忽略

孕妈妈鞋跟高度以2厘米为宜，后跟要宽大、结实、弹性好。最好不要穿完全没有跟的鞋，因为怀孕后，孕妈妈的重心会向后移，穿平底鞋行走，脚跟会先着地，脚尖后着地，不能维持足弓吸收震荡，容易引起肌肉和韧带拉伤。如果孕妈妈患有扁平足，可以使用一些调整的产品，如调整袜子，能够将脚步多余水分和压力调整到最小。

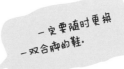

一定要随时更换一双合脚的鞋。

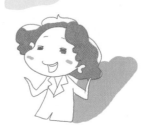

★拍摄孕期写真，留下美好回忆★

要征得家人的同意和支持

拍照前，一定要征得丈夫及家人的同意，让丈夫陪伴孕妈妈一起去选定拍摄的套系风格。

现在特殊的身材和状态有可能是一生中唯一次的珍贵体验。

选择合适的影楼或者工作室

选择所有消费内容都明码标价的影楼或工作室，以免在拍摄过程中再增加额外费用。

预约在合适的天气和时间

孕妈妈怀孕6~8个月是拍摄孕期照的最佳时间，最好选在温度适宜的天气和一天中自己精神状态最佳的时段去拍照。

最好带一些自用的化妆用具

尤其要注意用品卫生，最好用自己的化妆、卸妆工具。拍照后马上清洁面部。如果没有必要，不要化浓妆，淡淡的妆容反而显得更自然、亲切。

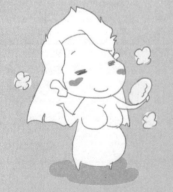

164

在室内拍摄时，孕妈妈最好选择温馨的暖色调背景，选择可爱的小道具。如果有外景拍摄，要选择空气清新、有阳光的地方。可以带上自己的衣服，拍出来的效果更加自然。另外，孕妈妈宜穿着和衣服色调相配的平底鞋。

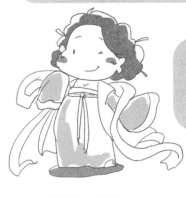

拍完后选片时要有自己的计划

孕妈妈要根据自己的计划来制定相应的拍摄和制作规格，以免超支。

拍照前应注意3点

1 拍孕期写真，最好选择孕期6～8个月的时候，因为那时肚子已经很大了，照出来的效果会好些，而且身体和精神状态都比较好。

2 拍照的前一天晚上不要喝太多水，睡觉不要太晚，以免第二天容易劳累。

3 拍照时要量力而为，如果体力不支，就不要换太多套衣服，以免疲倦。

第27周（183~189天）

★宝宝的变化★

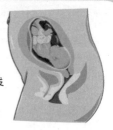

此周的胎儿"表情"已经非常丰富了，不仅经常会哭会笑，还会眨眼睛。现在胎儿的体重在800克左右，坐高约为22厘米。这个时候胎儿的大脑对触摸已经有了反应，而且胎儿的视觉也有了发展，他的眼睛已经能够睁开了。

胎儿周围的羊水量相对较多，胎体较小，故胎位可经常变动。因此，这时检查胎位并无意义，即便是胎头不朝下，也不必管他。至妊娠7个半月以后，长大的胎儿在子宫里活动逐渐受限。此时若发现胎位异常——臀位或横位，即民间所说的"横生倒养"，则应遵照医嘱采取相应措施，以减少母婴在分娩中可能发生的危险。

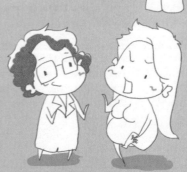

生产后，静脉曲张会有所好转，即便情况没有好转，也有很多治疗的方法。

★击退静脉曲张★

什么因素引发了静脉曲张

1.怀孕后，子宫为了担负起孕育新生命的重任，需要大量的血液供应，这样就会使盆腔静脉和髂内静脉血液回流增加，导致静脉内的压力增大，也会使下肢薄壁静脉异常扩张。

2.随着胎宝宝的不断生长，子宫在骨盆内也相应增大，容易压迫静脉，使血液回流受阻，造成下肢静脉曲张。

3.怀孕后期，机体内产生的雌激素水平升高，从而导致阴部静脉曲张，这也是造成妊娠期孕妈妈外阴部静脉曲张的重要原因之一。

静脉曲张在短期内对孕妈妈本身和胎宝宝是无害的。但是，会使孕妈妈觉得发痒、疼痛、麻木和疲倦，而且可能也不美观。而外阴部的静脉曲张常伴有阴道和子宫颈静脉曲张，分娩时胎头经过，容易发生静脉破裂和出血。因此，孕妈妈发生外阴静脉曲张时要及时就诊，并且禁止过性生活。

应对妊娠期静脉曲张最好的办法就是预防为主。

预防静脉曲张六法则

1 不要提重物。重物会加重身体对下肢的压力，不利于症状的缓解。

2 不要穿紧身的衣服。腰带、鞋子都不可过紧，而且最好穿低跟鞋。

3 不要长时间站或坐。经常活动双腿，促进血液循环。

4 睡觉时采用左侧卧位。在休息和睡觉的时候，采用左侧卧位有利于下腔静脉的血液循环，减轻静脉曲张的症状，并用枕头将腿部垫高。

5 避免高温。高温易使血管扩张，加重病情。

6 控制体重。如果超重，会增加身体的负担，使静脉曲张更严重。

在怀孕时期，曲张的静脉不只出现在双腿，在身体其他部位，如颈部及会阴部，也可能会出现。

★ 看腹形，知健康 ★

孕妈妈的体型

孕妈妈的体型不同，腹部大小看起来也有所不同。孕妈妈的体形娇小，腹部就显得大，而且隆起得速度快。

腹部的形状

一般来说，腹部的形状决定腹部的大小。向两边扩展的腹部显得比较小，向前鼓起的腹部显得比较大。消瘦的孕妈妈的腹部通常显得又大又圆。

羊水量

羊水量也影响腹部的大小。羊水量与孕妈妈体质有关。羊水过多或过少时，都会引起各种问题。

怀孕次数

有生育经验的经产妇身体变化比初产妇更快。经产妇的腹部曾经被扩张过，所以，腹部会隆起得比较凸出。

并非胎宝宝越大越容易难产

大部分孕妈妈认为，胎宝宝过大就容易难产，其实这种说法并不一定对。骨盆大小和胎头的大小是否合理，这才是决定难产与否的关键。如果产道和胎头相互适应，就不会影响分娩，而骨盆不适应胎头大小时，就容易难产。

胎宝宝太小有可能是发育不全

受遗传的影响，胎宝宝可能很小。如果不是遗传原因，就应该注意是否营养摄入不均衡或患有妊娠高血压等疾病。由于妊娠高血压可能使胎宝宝发生供血、供氧不足，很容易导致发育不全。正常情况下，胎宝宝在子宫内待的时间越多越安全，所以要慎重对照子宫环境和胎宝宝发育状态选择最佳时期进行诱导分娩。

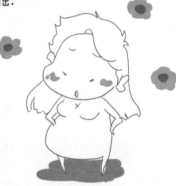

怀有双胞胎时，腹部会明显隆起

双胞胎等多胎情况下，从怀孕4个月开始，子宫的增大速度比一般孕妈妈要快1个月以上，所以，从表面上看，腹部特别大。由于子宫内有两个胎宝宝，所以，每个胎宝宝都比较小。

怀有双胞胎时，如果发生早产，就容易生下发育不全的胎宝宝。正常分娩时，虽然体重比普通胎宝宝小一些，但是发育很正常。

第28周（190~196天）

★宝宝的变化★

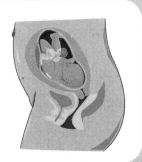

此周宝宝的身体长30~35厘米，体重1000~1200克。宝宝吞咽羊水时，其中少量的糖类可以被肠道吸收，然后再通过消化系统运送到大肠。下眼睑开始分开，眼睛能够睁开了，开始练习看物。此外宝宝鼻孔已发育完成，神经系统进一步完善，胎动变得更加协调，不仅会手舞足蹈，还能转身了。

★脐带绕颈怎么办★

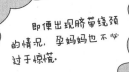

即便出现脐带绕颈的情况，孕妈妈也不必过于惊慌。

脐带绕颈并不可怕

胎儿在母体内并不老实，他在空间并不是很大的子宫内翻滚打转，经常活动。每个胎儿的特点不同，有的胎儿动作比较轻柔，有的胎儿动作幅度较大，特别喜爱运动。胎儿在孕妈妈的子宫内活动、游戏时有可能会发生脐带缠绕。

大多数的脐带绕颈往往都是由于脐带本身比较长，而恰巧胎儿又比较活跃，经常有大的翻身活动，这样就有可能使得脐带绕上脖子。当胎儿向脐带绕颈的反方向转回来时，脐带缠绕就会解除。当然，如果脐带绕颈圈数较多，胎儿自己运动出来的概率就比较小。一旦脐带缠绕较紧，影响脐带血流的通过，从而影响到胎儿氧气和二氧化碳的代谢，使胎儿出现胎心率减慢，严重者可能出现胎儿缺氧，甚至胎死腹中。

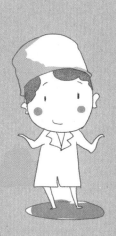

如何避免脐带绕颈

方法	表现
适当饮食	多进食富含营养的食物，避免烟酒及辛辣刺激性强的食物，忌生食海鲜、没有熟透及易过敏的食物
适当运动	运动时要选择动作柔和的项目，如散步、游泳、孕妈妈体操等，不宜选择剧烈的运动，也应避免过于喧闹的运动环境
适当休息	生活要有规律，不要熬夜，不能太贪玩，避免过于劳累
适当胎教	在进行胎教时要选择曲调优美的乐曲，节奏不宜过强，声音不要过大，时间不能过长，次数必须适当

怎样才知道胎儿是否脐带绕颈

　　直到分娩才能知道脐带是否缠绕在胎儿的颈部，所以许多孕妇都担心胎儿会遭遇不测或她们需要通过剖宫产分娩。实际上25%的胎儿在母体内都会出现脐带缠绕颈部的情况。脐带很长，而子宫空间又有限，所以随着胎儿不断成长出现此种情况十分正常。

　　这只是一个关于概率的问题。有时，通过超音波可以得知是否存在此危险，但通常情况下胎儿自己会改变姿势，这种情况在做B超检查和分娩之间也会发生，不过我们却什么也做不了。通常来讲，我们不鼓励孕妇试图了解自己的胎儿是否被脐带缠住了颈部。因为脐带绕颈很少会对胎儿产生影响，更重要的是，无论是否会对胎儿产生影响你都无计可施。而且因为胎儿处于不断运动的状态，过一段时间他们很可能将自己解脱出来。

给孕妈妈的建议	
1	学会数胎动，胎动过多或过少时，应及时去医院检查
2	羊水过多或过少、胎位不正的要做好产前检查
3	通过胎心监测和超声检查等间接方法，判断脐带的情况
4	不要因惧怕脐带绕颈而要求剖宫产
5	要注意减少震动，保持睡眠左侧位

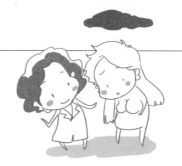

胎位不正怎么办

什么是胎位不正

　　胎儿在子宫内的正常姿势是垂直的，有时也会横在子宫里，或是介于上述二者之间。另一种姿势是臀位，如果以这种姿势分娩，孕妈妈多需要接受剖宫产手术。这一时间段的胎位对足月分娩无关紧要，可以不加干预。随着胎儿的胎头增大，多数胎儿能自行转成正常头位。妊娠28周以后，特别32周后，羊水逐渐减少，胎儿的活动空间受到限制，这一时间段的胎位越来越不易发生变化。如此时进行产前检查发现胎位不正，应在医生指导下加以纠正，一般通过纠正可转成正常的头位，但纠正不必勉强。

	胎位不正的保健预防
1	横位应做选择性剖宫产。臀位分娩，初产妇多选择剖宫产；经产妇，胎位异常、胎儿较小、骨盆够大者，可考虑自然分娩
2	横位如未及时处理，会导致脐带脱垂，胎死宫内，甚至有子宫破裂危险
3	臀位有破水后脐带脱垂的可能，分娩过程中有后出头的危险，会造成胎儿宫内窒息，甚至导致死亡
4	做好产前检查，预先诊断出胎位不正，及时治疗，如未转为头位，则先做好分娩方式选择，提前住院待产。可以预防分娩时胎位不正及避免因胎位不正造成的严重后果

胎位不正的纠正

胸膝卧式

　　排尽小便，放松裤带，跪在铺着垫子的硬板床上，双手前臂伸直，胸部尽量与床贴紧，臀部上翘，大腿与小腿呈直角。如此每日2次，开始时每次3～5分钟，以后增至每次10～15分钟。

艾灸法

　　艾灸时放松裤带，腹部宜放松。点燃艾条后，将火端靠近孕妈妈的足小指处，趾甲外侧角处（至阴穴），保持不被烫伤的温热感，或用手指甲掐压至阴穴。

171

第29周（197~203天）

★宝宝的变化★

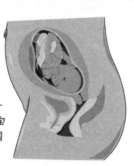

　　本周的宝宝体重已有1100~1400克，坐高约为26厘米，几乎已经快占满整个子宫的空间。宝宝已经会把自己的大拇指或其他手指放到嘴里去吸吮。胎儿活动也变得比较频繁，这一时期应该开始记录每一次有规律的胎动。有的小宝宝会用小手、小脚在你的肚子里又踢又打，也有的小宝宝相对比较安静，宝宝的性格在此时已有所显现。孕妈妈应随时调整心态，以传达给胎儿良好的信息，促进胎儿身心和智力的发育。

当孕妈妈感到呼吸困难时可以深呼吸，休息一会儿即可缓解。

★深呼吸，缓解胸闷★

孕中晚期为什么会胸闷

1　孕中晚期，全身的血容量比未孕时增加40%~30%，心率每分钟增加10~15次，心脏的排出量增加了25%~30%，也就是说心脏的工作量比未孕时明显加大，会引起心血输出量不足，致使组织供氧不足，引起胸闷。

闷!!

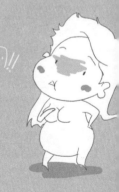

2　孕中晚期由于子宫体积增大，使膈肌上升推挤心脏向左上方移位，影响到心脏的正常血液循环，导致胸闷。再加上增大的子宫和胎宝宝压迫肺部，影响呼吸功能，引起胸闷。

如何改善胸闷

穿宽松的衣服

过紧的衣服，特别是过紧的内衣，会使血液循环受阻，压迫胸肺部，导致胸闷。因此，孕妈妈要穿宽松的衣服，没有束缚，自由舒适。

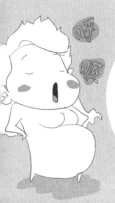

深呼吸

深呼吸可以吸入更多的新鲜空气，为身体的组织器官提供充足的氧气，改善微循环和脏器的功能，因此，深呼吸能在一定程度上缓解胸闷症状，还能清洁肺部，提高免疫力。

专家建议洗澡时间以不超过15分钟为宜。

采取侧卧姿势

避免采取仰卧的姿势，因为仰卧时，子宫的全部重量会压迫腹动脉和下腔静脉，使心、肺等组织器官得不到充足的供血量，从而引发胸闷。孕妈妈的最佳睡眠姿势是左侧卧位。

保持稳定的情绪

保持一份平静的好心情可以使孕妈妈血压平稳，供血、供养充足，缓解胸闷。

吸氧

当胸闷比较严重时，应及时就医，向医生说明情况，医生会为孕妈妈做进一步检查，医院里一般都提供吸氧设备。

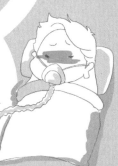

173

★孕妈妈的腹部为什么会发硬

早产

早产是指妊娠未满37周孕妈妈分娩。通常可发生宫缩，表现为下腹发紧、发硬、腹痛。如果每10分钟内有2~3次宫缩，每次持续30秒以上，或伴有阴道血性分泌物排出，即为先兆早产，需去医院就诊。若子宫颈口有进展性扩张，并且宫口已开大于2厘米，则早产将不可避免。

假宫缩

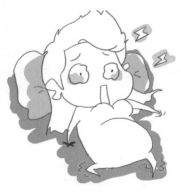

这是发生在妊娠中的不规则的弱的子宫收缩，几乎不伴有疼痛。其特点是常在夜间频繁出现，翌日早晨即消失。

这和孕晚期的分娩阵痛表现为间隙短，有规则地渐进的腹痛不一样。大多数孕妈妈可无不适感觉，但有些对痛觉敏感的孕妈妈，易将子宫正常的收缩误认为临产宫缩。据估计，约有1/3的所谓先兆早产病例并非真正临产，而是假临产。

感染及其他原因

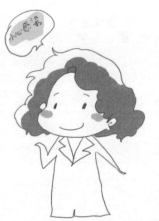

早产发生的原因多见于感染，其中包括生殖道感染及羊膜炎等。但泌尿道感染、肠道感染及口腔感染也可诱发以上症状。另外，胎宝宝在腹中骚动频繁时某些孕妈妈也会产生下腹发紧、发硬、有疼痛感。

预防这种症状的方法是采取左侧卧位休息，这样可增强子宫胎盘的血流量，防止或减少自发性子宫收缩。孕期注意口腔保健，及时治疗牙龈炎、龋齿及牙周疾病。孕晚期应禁止性生活，预防尿路感染。

第30周（204~210天）

★宝宝的变化★

此周宝宝体重大约1300克，坐高为26~27厘米，这时胎儿的皮下脂肪已经初步形成，看上去比原来显得胖一些了。此时胎儿面部胎毛开始脱落，皮肤深红色，脂肪较多，有褶皱；以脑为主的神经系统及肺、胃、肾等脏器的发育近于成熟；宝宝肌肉也发达起来，胎儿的活动更为激烈，有时可以用脚踢子宫壁。但这时，胎儿的呼吸功能、胃肠的吸收功能、肝脏功能以及体温调节能力都较差，应尽量避免早产。

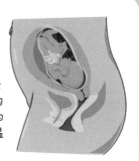

★面临早产，沉着冷静是关键★

可能引起早产的原因

感染

无论是呼吸系统、肠道、口腔等全身性感染，还是阴道炎、宫颈炎等生殖道感染，一旦波及羊膜，很容易引起胎膜早破，引起早产。

子宫发生问题

如多胞胎妊娠、羊水过多、前胎有子宫颈闭锁不全的现象或子宫颈曾接受过手术者，此次怀孕中曾接受腹部手术者，怀孕12周后出现阴道出血者，宫颈功能不全者。

其他因素

长途旅行、气候变换、居住高原地带、家庭迁移、情绪剧烈波动等精神体力负担；腹部直接撞击、创伤、性交或手术操作刺激等。

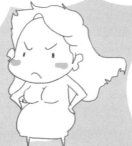

冷静

175

早产有如下征兆

持续背酸

持续性的下背腰酸，阴道分泌物变多，或夹带红色血丝，如破水或出血，肠绞痛或不停腹泻等。

下腹疼痛

下腹部有类似月经来前般的闷痛，规则的子宫收缩及肚子变硬，每小时6次或更多次的子宫收缩，每一次至少持续40秒。

分泌物有异

分泌物增加，有水状或血状的阴道分泌物。

早产是指孕妈妈在妊娠28～37周分娩。

预防早产，生活细节要注意

注意事项	具体方法
避免性生活	保持愉快的心情，孕晚期禁止性生活
全面摄取营养	多喝牛奶、吃动物肝脏等，必要时补充铁、钙等制剂，防止铁、铜等微量元素缺乏引起早产
避免剧烈活动	少做会增加腹部压力、引起牵拉的动作
防止便秘	喝蜂蜜水，吃膳食纤维丰富的新鲜蔬菜、水果等，以免排便困难诱发早产

面临早产，及时就医

一旦发现早产征兆，先放松心情，卧床休息并注意观察，补充水分，或打电话到医院询问。若有落红及破水现象，应立刻就医。

早产要冷静

176

营养师的贴心建议 ☆

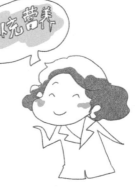

补充营养

补充必需脂肪酸

此期是胎宝宝大脑细胞增殖的高峰，孕妈妈需要提供充足的必需脂肪酸，以满足大脑发育所需，多吃海产品可利于DHA的供给。

鱼肉含有优质蛋白质，脂肪含量却比较低。鱼还含有各种维生素、矿物质和鱼油，有利于胎宝宝大脑发育和骨骼发育，是孕期最佳的蛋白质来源。而且鱼中富含Ω-3脂肪酸，能有效防止早产。

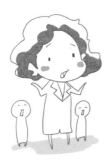

餐次安排要合理

餐次安排上，随着胎宝宝的增大，各种营养物质需要增加，胃部受到挤压，容量减少，应选择体积小、营养价值高的食品。要少食多餐，可将全天所需食品分5~6餐进食，可在正餐之间安排加餐，补充孕期需要增加的食品和营养。另外，当机体缺乏某种营养时可在加餐中重点补充。

热能的分配上，早餐的热能占据全天总热能的30%，要吃得好；午餐的热能占据全天总热能的40%，要吃得饱；晚餐的热能占据全天总热能的30%，要吃得少。

饮食少盐又少糖

怀孕后期，最危险的状况就是妊娠高血压。为了预防妊娠高血压，要减少盐和水分以及糖分的摄取量，为此要适当改变烹调方法和饮食习惯。制作沙拉时，最好用柠檬和食醋代替酱油和盐；吃面时，最好不要喝面汤。

> 避免高糖食品，在选择水果时应尽量选择含糖量低的水果。

饭后休息半小时

众所周知，饭后马上躺下就会妨碍消化，容易发胖，但是孕妈妈例外。饭后30分钟之内，脸朝右侧卧，这样能把血液集中到腹部，可以给胎宝宝提供充分的营养。

第31周（211~217天）

★宝宝的变化★

此周宝宝重1500克左右，从头到脚长约44厘米，胎儿生长迅速，主要的器官已初步发育完成。男孩子的睾丸还没有降下来，但女孩子的小阴唇、阴核已清楚地突起。神经系统进一步完善，胎动变得更加协调而且多样，不仅会手舞足蹈，还能转身了。这个时期如果胎儿处于臀位不必担心，由于胎儿还不是很大，能在羊水中浮游、活跃地转动，所以位置不稳定。

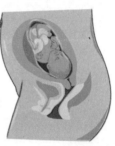

★尿频再次找上门★

感染引起尿频

孕妈妈进入孕中晚期，尿频又重新变得明显。

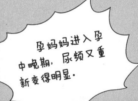

因为孕妈妈分泌物较多，容易引起泌尿系统感染，有时也会表现出尿频。尿路结石或存在异物，都会引起尿频现象；膀胱中有炎症，神经感受阈值降低，尿意中枢系统处于兴奋状态，也会发生尿频。因此，当孕中晚期尿频，并伴有尿急、尿痛、尿液混浊，就要及时就医，以防耽误病情，影响妊娠。

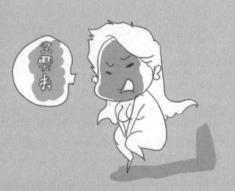

178

精神原因引起尿频

尿频并非全部是由疾病引起的，精神原因也能导致尿频。孕晚期，面临分娩，孕妈妈精神紧张，每天担心害怕，导致尿频更加严重。

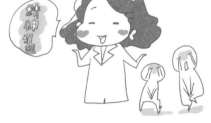

孕妈妈不要因尿频而感到情绪低落。

应对尿频现象的办法

从饮食着手

1 少量、多次饮水，不要一次喝过多的水，临睡前1~2小时不要喝水。

2 少吃西瓜、冬瓜等利尿的食物。

从生活习惯着手

1 任何情况下都不要憋尿，有了尿意及时排尿，否则容易造成尿潴留。

2 经常做会阴收缩练习，加强骨盆底肌肉的弹性和力量，有效控制排尿，减少生产时产道的撕裂伤。

3 外出时使用卫生巾或卫生护垫，避免找不到厕所，出现尿失禁的情况。

外出时，若有尿意，一定要上厕所，尽量不要憋尿，以免造成膀胱发炎或细菌感染。

★这些事情要停止了★

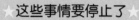

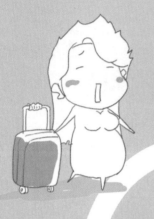

长途出行

　　这个时期，为了胎宝宝和孕妈妈的安全着想，最好不要进行长途旅行。上下班尽量不挤公共汽车，不骑自行车，短途者以步行最为安全。

　　这个时期孕妈妈的身体重心继续后移，下肢静脉血液回流受阻，往往会引起脚肿，所以应避免穿高跟鞋，否则会因重心不稳而摔跤，造成早产，危及胎宝宝的生命和孕妈妈自身的健康。

性生活

　　此时，由于精神上的疲劳、不安及胎动、睡眠姿势受限制等因素，孕妈妈可能经常会失眠，不必为此烦恼，失眠时看一会儿书，心平气和自然能够入睡了。这个时期，为预防胎盘早剥、感染和早产，性生活是被严格禁止的。仍需继续保护好乳房，每天用温水洗乳头，如乳头短小，应每天用手轻轻向外牵拉。

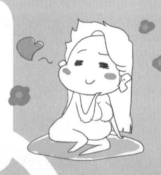

做家务

　　大部分孕妈妈会在住院前对住房彻底进行一次打扫和整理，以迎接新生命的到来，这很容易导致身体疲劳。孕中晚期，繁重的家务会导致早产，所以，要特别小心。保证充分的休息，同时保持规律的生活节奏，这在此时非常重要。做家务时，如果觉得疲劳，就应该马上休息。

第32周（218~224天）

★宝宝的变化★

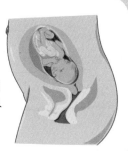

　　这时胎儿的肺部和消化系统已基本发育完成，身体增长速度减慢而体重迅速增加。这周胎儿的眼睛时开时闭，他大概已经能看到子宫里面的景象，也能辨别明暗，甚至能跟踪光源。如果你用一个小手电照射腹部，胎儿不但会转过头来追随这个光亮，甚至还会伸出小手来触摸。

近视孕妈妈的护眼秘籍

怀孕了，眼球有变化

1. 角膜厚度增加，越到孕晚期，角膜厚度增加越明显。

2. 角膜敏感度反而降低。

3. 孕晚期角膜弧度会变得比较陡，使得原先佩戴合适的眼镜变得不合适。

4. 近视度数可能会增加。

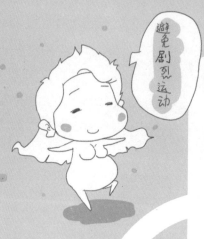

高度近视慎防视网膜脱落

高度近视的孕妈妈应该避免剧烈的运动、震动和撞击。因为这些都容易导致视网膜脱落。当高度近视的孕妈妈在分娩过程中竭尽全力时，由于腹压升高，确实存在视网膜脱落的危险。但并不是高度近视就不能自然分娩了，最好的办法是请医生来把关，根据眼底的具体情况决定是否能够自然分娩。采用自然分娩的近视眼孕妈妈在生产的过程中不要过于用力，避免发生视网膜脱落。即使在分娩过程中发生视网膜脱落，孕妈妈也不要过于担心，经过手术治疗可以恢复。

近视眼会遗传吗

宝宝是否会近视与遗传有一定的关系，尤其是父母均为高度近视时，宝宝近视的概率就会更大，即使不是一出生就近视，也会成为近视基因的携带者，一旦受到环境的影响，就可能发展为近视。

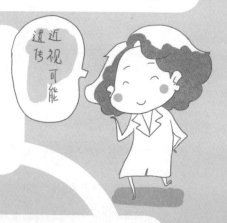

摘掉隐形眼镜

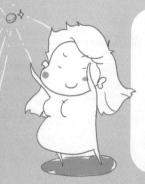

孕妈妈并不适合常戴隐形眼镜，起码要在怀孕后三个月停戴，产后6~8周（最好3个月）再重新佩戴。如果必须佩戴就要严格做好镜片清洁保养工作，或是使用日抛式隐形眼镜，用完就扔，对眼睛最健康。然而，只要稍有不适症状还是要尽快找眼科医生诊治，切勿拖延，以免造成无法弥补的损害。此外，孕期还不适合做矫正近视手术。

★ 粗粮虽好，不宜过多食用 ★

适合孕妈妈吃的粗粮

玉米

富含镁、不饱和脂肪酸、粗蛋白、淀粉、矿物质、胡萝卜素等营养成分。黄玉米籽富含镁，有助于血管舒张，加强肠壁蠕动，增加胆汁，促使体内废物排泄，利于新陈代谢。红玉米籽富含维生素B$_2$，孕妈妈常吃可以预防及治疗口角炎、舌炎、口腔溃疡等核黄素缺乏症。

玉米是粗粮中的保健佳品。

红薯

富含淀粉、钙铁等矿物质，所含氨基酸、维生素A、B族维生素、维生素C远高于精制细粮。红薯还含有一种类似雌性激素的物质，孕妈妈常食能令皮肤白皙、娇腻。红薯所含的黏蛋白（一种多糖和蛋白质的混合物），能促进胆固醇排泄，防止心血管脂肪沉淀，维护动脉血管的弹性，有效地保护心脏，预防心血管疾病，是孕妈妈的营养保健食品。

荞麦

荞麦含丰富的赖氨酸，能促进胎宝宝发育，增强孕妈妈免疫功能。铁、锰、锌等微量元素和膳食纤维含量比一般谷物丰富。富含维生素E、烟酸和芦丁。芦丁能降血脂和胆固醇，软化血管，保护视力和预防脑出血。烟酸能促进新陈代谢，增强解毒能力，降低胆固醇。这些营养成分对孕妈妈来说很有意义。

糙米

每100克糙米胚芽就含有3克蛋白质、1.2克脂肪、50毫克维生素A、1.8克维生素E，锌、铁各20毫克，镁、磷各15毫克，菸碱酸、叶酸各250毫克，这些营养素都是孕妈妈每天需要摄取的。

粗粮应该这么吃

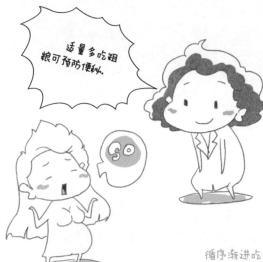

适量多吃粗粮可预防便秘。

吃粗粮时应多喝水

因为粗粮中的纤维素需要有充足的水分做后盾，才能保障肠道的正常工作。一般多吃1倍纤维素，就要多喝1倍水。

循序渐进吃粗粮

突然增加或减少粗粮的进食量，会引起肠道反应。对于平时以肉食为主的孕妈妈来说，为了帮助肠道适应，增加粗粮的进食量时，应该循序渐进，不可操之过急。

搭配荤菜吃粗粮

我们每天制作食物时，除了顾及口味嗜好，还应该考虑荤素搭配，平衡膳食。每天粗粮的摄入量以30~60克为宜，但也应根据个人情况适当调整。

粗粮含锌比较丰富。

进食粗粮并非多多益善，如果摄入纤维素过多，反而会影响人体对蛋白质、无机盐以及某些微量元素的吸收。

184

第33周（225~231天）

★ 宝宝的变化 ★

宝宝的身体和四肢还在继续生长，最终要长得与头部比例相称。胎儿现在的体重为2000克左右，全身的皮下脂肪更加丰富，皱纹减少，看起来更像一个婴儿了。现在胎动的次数会比原来少，动作也会减弱，不用担心，这是因为妈妈子宫的空间已经快被占满，他的手脚动不开了，胎儿的各器官继续发育着。现在，胎宝宝生长发育相当快，他（她）正在为出生做最后的冲刺。

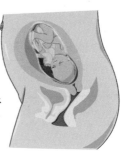

★ 准备好入院待产包 ★

物品	用处
入院证件	带好医院就医卡、母子健康手册，便于医生了解孕妈妈情况
照相机、摄像机	给胎儿、孕妈妈拍照、摄像留念，注意要确保电量充足
手机	住院无聊时、产后痛苦时，都可以用音乐来缓解
银行卡和现金	两者都需要准备，一定要带好现金，买点小东西的时候也方便。如果医院不能用卡支付费用时就更需要现金了，应事先向医院咨询清楚支付方式
笔记本、笔	不但可以用来记录阵痛、宫缩时间，还可以写胎儿日记

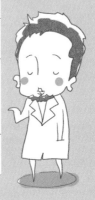

185

★什么情况下要入院待产

当孕妈妈出现有规律的子宫收缩，子宫收缩持续时间达30秒以上，间歇10分钟左右，并逐渐增强，即入院待产较为适宜。

	需要入院的情况
1	胎位不正，如臀位、横位等
2	骨盆过小或畸形，或估计胎儿过大，预计经阴道分娩有困难
3	孕妈妈有合并内科疾病
4	有异常妊娠、分娩史，如早产、死胎、难产等
5	有过腹部手术特别是子宫手术史，如子宫肌瘤剔除术等
6	临产前有过阴道流血，或有过头痛、胸闷、晕厥等
7	多胎妊娠
8	年龄小于20岁，或大于35岁的初产妇
9	妊娠高血压综合征，羊水过多或过少
10	胎动异常，或胎儿电子监护有异常反应

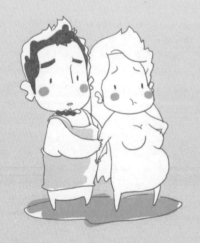
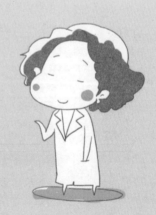

第34周（232~238天）

★宝宝的变化★

现在胎儿体重大约已有2100克，身长约为48厘米。胎儿的皮下脂肪开始大幅增加，身体开始变得圆润。有的胎儿头部已经开始降入骨盆，且胎儿的生殖器官发育也近成熟。有的胎儿已长出了一头胎发，也有的头发稀少，前者并不意味着将来宝宝头发就一定浓密，后者也不意味着将来宝宝头发就一定稀疏，所以，不必太在意，这是由宝宝的个体差异造成的。

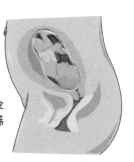

★这些产前运动有助于顺产★

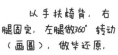

腿部运动

以手扶椅背，右腿固定，左腿做360°转动（画圈），做毕还原，换腿继续做，早晚各做3~6次。

腰部运动

手扶椅背慢吸气，同时手臂用力，脚尖立起，身体向上，腰部挺直，使下腹部紧靠椅背，然后慢慢呼气，手臂放松脚还原，早晚各做3~6次。

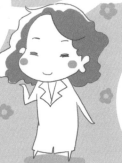

闭气运动

平躺，深吸两口气，立即闭口，努力把横膈膜向下压如解大便状（平时在家练习时勿过分用力），早晚各做3~6次。

187

★谨慎预防羊水早破★

羊水早破的危险

引发胎宝宝早产

胎膜是胎宝宝的保护膜，如果胎膜早破，就会使羊水过早地流出，失去对胎宝宝的保护作用。由于羊水流出后，子宫就会变小，不断刺激子宫收缩，这时胎宝宝若不足月，就会发生早产。而早产儿的各个器官功能还没有发育完全，体重较轻，生活能力很差，很容易夭折。

羊水大量流出时要马上去医院。

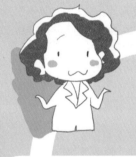

引发胎宝宝宫内窘迫

未临产时破水，如果胎先露未定，脐带会随着羊水流出而脱垂出来，引起胎宝宝在子宫内发生窘迫。

引发母婴感染

胎膜破裂的时间越长，发生宫内感染的概率就越大。如果胎宝宝吸入感染的羊水，就会引起吸入性肺炎。另外，产妇也容易在分娩时感染或造成产褥感染。

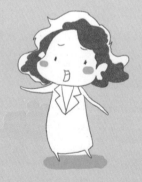

羊水早破的家庭鉴别方法

当孕妈妈突然感到阴道内有液体流出，开始大量，继而少量或间断地流出，当打喷嚏或咳嗽时，流量加大，这很可能是羊水早破了。当孕妈妈不确定自己究竟是羊水早破还是尿液流出时，可以将pH试纸放入阴道里。如果是羊水早破，流在阴道里的羊水会使橘黄色的试纸变成深绿色，此时应尽快去医院就诊。

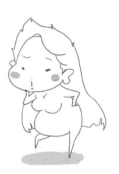

羊水早破居家紧急处理

一旦发生羊水早破，孕妈妈及家人不要过于慌张，立即让孕妈妈躺下，采取把臀部抬高的体位，观察羊水的颜色是否清亮，同时注意宫缩和胎动。在外阴垫上一片干净的卫生巾，注意保持外阴的清洁。只要发生破水，无论是否到预产期，有没有子宫收缩，都必须立即赶往医院就诊。在赶往医院的途中，也需要采取臀高的躺卧姿势。

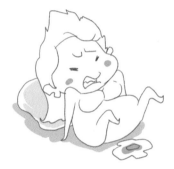

怀宝宝最重要的是心情放松，不要有任何心理负担和压力，一切顺其自然。

预防羊水早破

1.坚持定期做产前检查，4~6个月每个月检查1次；7~9个月每半个月检查1次；9个月以上每周检查1次；有特殊情况随时去做检查。

2.孕中晚期不要进行剧烈活动，生活和工作都不宜过于劳累，每天保持愉快的心情，适当地到室外散步。

3.不宜长时间走路或跑步，走路要当心，以免摔倒，特别是上下楼梯时，切勿提重物及长时间在路途颠簸。

4.孕期减少性生活，特别是孕晚期，以免刺激子宫造成羊水早破。

第35周（239~245天）

★ 宝宝的变化 ★

胎儿现在重2300克左右，坐高约为30厘米。此时胎儿身体已经转为头位，即头朝下的姿势，头部已经进入盆骨。这时候应该时刻关注胎儿的位置，胎位是否正常直接关系到孕妈妈是否能正常分娩。胎儿的头骨现在还很柔软，而且每块骨之间还留有空间，这是为了在分娩时胎儿的头部能够顺利通过狭窄的产道。

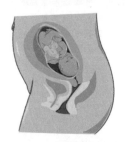

★ 给孕妈妈加分的零食 ★

葡萄干

能补气血，利水消肿，其含铁量非常高，可以预防孕期贫血和水肿。

葡萄干好吃但是也不能多吃，尤其患有妊娠糖尿病的孕妈妈千万不能吃葡萄干。

大枣也不能吃得太多，否则很容易使孕妈妈胀气，增加体重和血糖。

大枣

大枣的营养价值很高，因为它不仅自身含有丰富的维生素C，还能给孕妈妈补充铁，是很好的孕期零食。

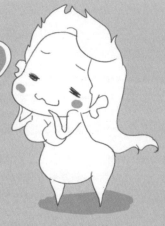

核桃

核桃是一种营养价值非常高的食物，它自身含有丰富的维生素E、亚麻酸以及磷脂。

核桃中的脂肪含量非常高，吃得过多必然会因热量摄入过多造成身体发胖，进而影响孕妈妈正常的血糖、血脂和血压。

酸奶

酸奶含益生菌，可以帮孕妈妈调理肠胃，同时又富含蛋白质，是补充蛋白质很好的食物来源。

奶酪

奶酪是牛奶"浓缩"而成的精华，含有丰富的蛋白质、B群维生素、钙和多种有利于孕妈妈吸收的营养成分。

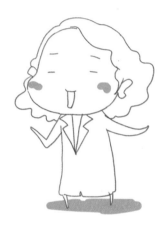

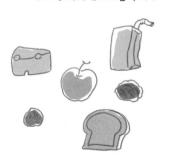

苹果

苹果不但有酸甜香脆的口感而且含有构成胎宝宝骨骼及牙齿所必需的成分，能防治孕妈妈骨质软化症。苹果的香气还可缓解抑郁情绪。

板栗

板栗含有丰富的蛋白质、脂肪、碳水化合物、钙、磷、铁、锌、多种维生素等营养成分，有健脾养胃、补肾强筋、活血止血的功效，并能消除孕期的疲劳。

全麦面包

全麦面包能够增加体内的膳食纤维，还能补充更全面的营养，有便秘问题的孕妈妈可以尝试把它作为零食。

★ 确定分娩的医院 ★

选择医院的类型

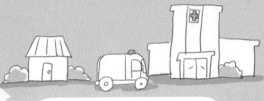

宝宝出生后，可以在妇幼保健院接受按摩抚触，有条件的妇幼保健院还为宝宝专门提供游泳服务。

专科医院

专业妇幼保健院的产科医生每天负责的工作就是从孕期→产期→出院这一系列循环过程，技术实力相对较高，医护人员的操作也更为熟练。并且妇幼保健院的产科病房通常比综合医院的产科病房多。由于是专业的产科医院，孕妈妈所得到的饮食和护理照料往往会更适宜。

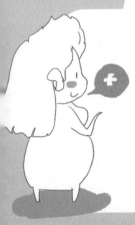

综合性医院

怎样选择合适的医院，要根据家庭经济状况和孕妈妈的身体状况决定。如果孕妈妈在怀孕时伴有异常症状或出现严重的并发症，可以考虑选择大型综合性医院。这种医院会为孕妈妈提供合理的妊娠指导，会对其进行全面的检查，认真评估并密切注意孕妈妈的病情发展情况。如果孕妈妈一切状况良好，则可以选择妇幼保健院。总之，无论是妇幼保健院还是综合性医院，最好选择二级以上的医院。

选择医院考虑的因素

交通是否便利

如果医院距离家太远也会带来很多不便。分娩时，是否能很方便地抵达医院也是需要考虑的因素，所以，最好选择附近的医院。

对新生儿的护理

在分娩过程中，医院是否提供胎心监护，在宝宝出生后，母子是否同室，是否有新生儿游泳和按摩、抚触等服务，此外，还应注意针对新生儿的检查制度是否完善。

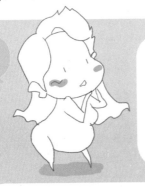

能否自主选择分娩方式

当准爸爸带妻子到产科待产时，应进行一次综合检查，然后决定分娩方式。决定后和医生商量意外情况，比如，要不要做会阴侧切手术，是不是在夜间提供常规无痛分娩服务等。

是否提倡母乳喂养

提倡母乳喂养的医院会鼓励妈妈进行母乳喂养，同时会对妈妈给予相关的指导，教妈妈哺乳的方法和乳房按摩的手法等。

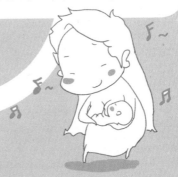

193

第36周（246~252天）

★宝宝的变化★

现在的胎儿大概2300克重了，身长达到了50厘米左右。皮下脂肪开始增多，皮下皱褶变少，身体较以前丰润。肤色淡红，生命力明显增强。宝宝此时肺脏和胃肠的功能也都很发达，已具备了呼吸能力，并有啼哭、吮吸和吞奶能力。手脚肌肉发达，运动活泼，能够高声啼哭。羊水量不再像以前那样多了，迅速成长的胎儿身体，紧靠着子宫。子宫壁和腹壁变得很薄，使更多的光亮能透射进子宫，胎儿逐步建立起自己每日的活动周期。因此，胎儿若在这个时期出生，基本具备生存能力了。

入院后要做几项检查，如是否有妊娠期高血压征、胎位不正等症状发生。

★临产前要做的检查★

手摸宫缩

手摸宫缩时的方法

大多数孕妈妈在进入医院准备临产之前，在家里腹部已经阵痛了很多次，或者是出现了阴道少量出血或破水的症状，此时孕妈妈都会很担心，生怕对胎儿的"急不可耐"措手不及。

怎样辨别真假宫缩呢？医生会先让孕妈妈仰卧好，选取一个舒服的姿势，把手放在孕妈妈隆起的肚皮上，感受子宫的变化，当孕妈妈觉得腹部开始疼痛，并且感觉到肚皮发紧的时候，往往能够感受到子宫肌肉的收缩，我们把整个子宫肌肉从松弛到紧张再到松弛的过程，称为一阵宫缩。

通常临产的时候，宫缩为至少5~6分钟1次，每次持续不少于30秒钟，这样才会考虑孕妈妈是不是真的临产了。如果宫缩的间隔时间很长，或者强度不够，即使持续好几天，孕妈妈也不会临盆，我们称之为假宫缩。

手摸宫缩时的注意事项

一般检查宫缩的频率为20分钟左右1次，根据孕妈妈身体情况的不同而有所调整。即使没有临产，在很多情况下，手摸宫缩也是必须要进行的一个检查项目。

尤其是怀疑孕妈妈先兆早产的时候，宫缩的频率和强度是指导医生进行相应处理的重要依据。检查时孕妈妈可以侧卧，也可以仰卧，但不要坐着，因为坐着会造成腹部肌肉的收缩，影响判断。

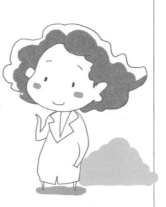

阴道检查

阴道检查也是分娩前必做的一项产前检查，阴道检查之所以重要，是因为只有通过阴道检查，医生才能够知道孕妈妈是否临产，胎位是否正常，有无难产的可能，骨盆是否足够宽大，有没有脐带脱垂，胎膜早破的情况等。总而言之，进行阴道检查是保证母婴平安的最重要，也是最简单的方法。

在无异常发生的情况下，医生通常会在消毒外阴后，用示指和中指轻轻放入阴道内，感受宫颈的长度和柔软度，借以判断孕妈妈是否已经临产。

在整个检查过程中，医生会用"开了几指"作为对产程进展的最为直观的描述。开一指是刚刚临产不久的状态，开十指就要直接上产床准备分娩了。

多普勒检查

通过对胎儿的心跳强度、频率、位置的监测，能诊断出胎儿的健康状况。

血压诊察

孕期，孕妈妈要经常在家人的陪伴下去医院诊察血压的状态或在家中用电子血压计自行对血压进行诊察，以便确认是否出现血压的突然变化。

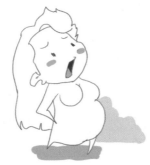

尿液诊察

尿液诊察可以诊断感染情况，还能准确地掌握孕妈妈在孕期的高血压征兆的蛋白质指数，以及反映孕期糖尿病控制程度的酮体和尿糖情况。但需要注意的是，孕期不能通过尿糖判断血糖的控制情况。

临产前的安排

临产前的安排事项			
1. 是否将医院和医生的联系方式记录下来		是☐	否☐
2. 是否熟记丈夫和亲人的联系方式		是☐	否☐
3. 是否做好生产的心理准备，如果焦虑，要向亲友倾诉或咨询医生		是☐	否☐
4. 什么情况下要马上联系医生	1）在没有发生宫缩的情况下，羊膜破裂，羊水流出	是☐	否☐
	2）阴道流出的是血，而非血样黏液	是☐	否☐
	3）宫缩稳定而持续地加剧	是☐	否☐
	4）感觉胎宝宝活动减少	是☐	否☐
5. 是否熟悉从家到医院的路程		是☐	否☐
6. 如果在医院的路上堵车，应选择另外哪条路线		是☐	否☐
7. 选择什么交通工具去医院，到达医院需要多长时间	步行	是☐	否☐
	私家车	是☐	否☐
	出租车	是☐	否☐
	公交车	是☐	否☐
8. 是否已经选好产后护理人员	娘家人	是☐	否☐
	婆家人	是☐	否☐
	月子中心	是☐	否☐

　　除了以上内容，还有很多情况需要考虑，也许孕妈妈一个人并不能考虑周全，难免会漏掉一些重要事项和特别情况，这时就需要和丈夫、亲人、朋友沟通，从其他人那里得到更全面的信息。孕妈妈还可以咨询有过生产经验的人，从她们那里得到的信息对孕妈妈来说具有很重要的价值。

第37周（253~259天）

★宝宝的变化★

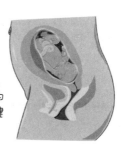

　　到本周末，你的宝宝就足月了（在37~42周出生的宝宝即为足月宝宝，在37周前出生的宝宝为早产儿，在42周后出生的宝宝为过期产儿）。宝宝现在的姿势很可能是头向下的，这是顺产的最理想姿势，但是，如果等到下周，你的宝宝还没有把头转下来的话，有些医生可能会建议你做剖宫产术。

★坐骨神经痛来袭★

坐骨神经痛是什么感觉

　　在怀孕的中后期，如果胎宝宝的头正好压在孕妈妈的坐骨神经上，孕妈妈就会有疼痛、麻木，甚至伴随着针刺样的感觉，刚开始可能是在臀部，后来会辐射到大腿。然而，随着胎宝宝体位发生改变，疼痛也许会突然消失，这种现象就是坐骨神经痛。

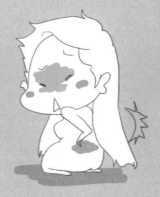

怎样减轻孕妈妈的痛楚

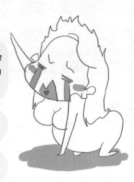

1 做局部热敷，用热毛巾、纱布和热水袋都可以，热敷半小时，可减轻疼痛感觉，也可以每天在盛有温水的浴盆中浸泡，疼痛也可慢慢缓解。

2 坐的时候可以将椅子调到舒服的高度，并在腰部、背部或颈后放置舒服的靠垫，以减轻腰酸背痛的不适。

3 不要久坐或久站，工作约小时就要休息10分钟，起来活动活动或轻轻伸展四肢。

4 采用你认为舒服的姿势睡眠，可将枕头夹在两腿间或垫肚子下面。

5 症状轻微者，可以在家做居家按摩操。此时，可是准爸爸大献殷勤的绝好时机，赶快学几招专业的按摩技巧吧，为妻子每天定时做甜蜜按摩。

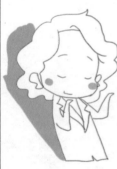

劳逸结合防疼痛

预防坐骨神经痛的关键在于劳逸结合，就是尽量让自己舒服，避免做剧烈的体力活动，尤其在临产前的几个月，再勤快的孕妈妈，这时也要学会"偷懒"。

平时最好采用侧卧位睡觉，仰卧时也要在膝关节下面垫上枕头或软垫；不要走太多的路，即使去公园，每次散步半个小时就可以了，更不能长时间逛商场。此外，千万不能穿高跟鞋。坐公车、地铁时别害羞，主动向年轻人要座位，周围人一定会支持你的。天气不好时最好坐出租车，办公室冷气太冷时孕妈妈一定要保护好自己的双足和双腿，着凉也可能诱发坐骨神经痛。

第38周（260~266天）

★宝宝的变化★

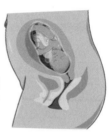

恭喜你！你的宝宝到现在已经算是足月了——这意味着宝宝现在已经发育完全，为他在子宫外的生活做好了准备。你的宝宝现在大概重2.7千克，从头到脚长48.3～50.8厘米。许多宝宝出生时长了满头的头发，也有一些宝宝出生时几乎没有头发，或者只有淡淡的绒毛。即使在子宫里，每个宝宝的发育进程也都是不一样的，我们的信息只是提供宝宝发育的一般概况。

★容易被忽略的临产信号★

> 如果身体感到不适，必须立即向医生咨询。

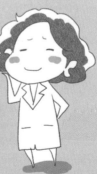

腰酸腹胀

在产期来临时，孕妈妈由于胎宝宝先露部下降压迫盆腔膀胱、直肠等组织，常常感到下腹坠胀、小便频、腰酸等。

分泌物增多

分娩前数日或即将分娩时，阴道分泌物明显增多。因为在临产时，宫颈管会软化，分泌出白色的水样分泌物，以便胎宝宝能顺利通过产道。

经常产生便意

胎头下降至骨盆位置，压迫膀胱，孕妈妈下腹经常有胀满感，造成排尿次数增多，时间间隔变短，有时还会感到排尿困难。

199

宫缩次数增多

更频繁、更强烈的子宫收缩，可能表明已进入临产前期了。在这个过程中，子宫颈成熟了，已经准备好进入真正的分娩。这期间，有些孕妈妈会经历类似月经期的绞痛。有时候随着真正分娩的临近，宫缩会变得相对疼痛起来，而且每隔10～20分钟就会发作一次，让孕妈妈觉得自己是不是马上就要生了。但是，如果收缩没有变得更长、更剧烈，一次与一次之间的距离更接近，那么，可能是"假临产"。

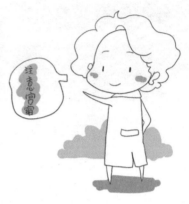

注意宫缩

胎头下降

在分娩开始前的几周内，孕妈妈可能会体验到"胎宝宝下坠"的感觉。这时候孕妈妈也许会感到骨盆部位的压迫感加重，胸廓下方的压力减轻，呼吸更通畅，腹部比以前舒服多了，食量也有所增加。

★ 高龄产妇要注意 ★

如何界定高龄产妇

现在医学上把年龄超过35岁的产妇叫高龄产妇。

高龄产妇易发病症

容易发生产后出血

由于高龄产妇的子宫收缩力变差，产后宫缩乏力导致出血增多的风险增加，而且不仅是经产妇，年龄较大的初产妇也可能发生同样的情况。

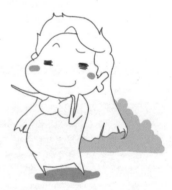

易发生妊高征

由于高龄产妇的身体调节能力减弱，应对各种变化、机体负担的能力也相应减弱，易发生妊高征及其他妊娠并发症，发生后应对能力也较弱，易使母子健康分别受到一定影响。

1 因年龄关系容易疲劳，要保证充分的休息和睡眠。

2 保持心情舒畅，情绪稳定，适时做好胎教，如听优美的音乐，抚摸胎宝宝，和丈夫一起和胎宝宝说话，讲故事，给予胎宝宝早期的良性刺激和训练，促进胎宝宝身心健康发育。

3 摄取均衡的营养，注意食盐的摄取量，预防妊娠期高血压。

4 定期产前检查必不可少，做到早期预防、早期诊断、早期治疗。比如，在孕早期应及时做产前筛查或产前诊断，在孕晚期应遵医嘱增加产科检查的次数等。

5 参加孕期训练班的课程，通过知识的传授使孕妈妈对分娩过程做好心理和生理的准备，通过呼吸和放松训练，掌握分娩技巧和减轻疼痛的技巧；另一方面，掌握有关产后护理、新生儿照顾和护理的技巧，从而充满信心地迎接小生命的到来。此外，还设有孕妇体操，可增加身体的弹性，促进产后体形的恢复。

6 到设备完善、条件好的医院分娩。

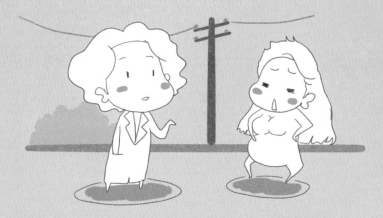

第39周（267~273天）

★宝宝的变化★

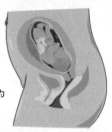

胎儿现在可能重3.2～3.4千克，长49～51厘米。他的抓握已经很有力了！心脏、肝脏为首的呼吸、消化、泌尿等器官已全部形成，他的肺部和大脑已经足以发挥功能了，它们将在宝宝的整个童年时期继续发育。胎儿的头部也已经进入母体的骨盆之中，胎动的次数也明显增多。

★孕妈妈的二次分娩★

一般情况下，第二胎的产程进展会比第一胎短。第一产程大概只需要5～8小时，甚至更短。第二产程一般只需要20分钟左右。

★怎样应对急产★

急产不可预期，如果有破水或子宫收缩（经产妇10分钟有两次收缩）的现象，应立即上医院检查。要相信自己的直觉，当觉得不对劲的时候，要立刻上医院待产。

假如急产发生了，胎宝宝的头已经降到阴道了，不要惊慌，镇定一些，按照下述步骤一步步慢慢来，再尽早到医院进行产后照顾就可以了。

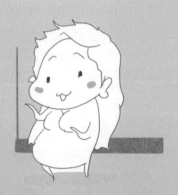

★三大分娩信号★

规律性宫缩

宫缩的特征	
规律性宫缩	分娩初期，当孕妈妈感觉出现有规律的子宫收缩，每隔10～15分钟一次，每次收缩时间持续几十秒钟，即使卧床休息后宫缩也不消失，而且间隔时间逐渐缩短，每隔3～5分钟收缩一次，持续时间渐渐延长，收缩强度不断增强，这才是临产的开始，要立即准备分娩
见红	孕妈妈临产前分泌物也会增多，大多是白色的水性，当然也可能出现血性分泌物，即见红。一般见红以后时间不长，有规则的宫缩就会开始，宫缩开始后要立即住院
破水	伴随宫缩加剧，宫口渐开，有大量羊水流出，即破水，分娩即将开始了

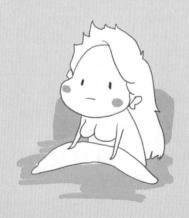

第40周（274~280天）

★宝宝的变化★

大多数的胎儿都将在这一周诞生，但能准确地在预产期出生的婴儿只有5%。提前两周或推迟两周都是正常的。如果推迟两周后还没有临产迹象，那就需要采取催产等措施尽快生下胎儿。

这时胎儿所处的羊水环境也有所变化，原来的羊水是清澈透明的，现在由于胎儿身体表面绒毛和胎脂的脱落，及其他分泌物的产生，羊水变得有些浑浊。

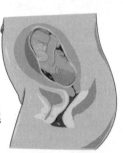

★突发情况的应急★

临近分娩身边没有亲人怎么办

如果临近分娩的时候身边没有家人，一定不要过于紧张。可以事先自己模仿一遍一个人在家将要分娩时候的情景。

外出时突然要分娩怎么办

即使进入了临产期，真正分娩的时间也是很难把握的，所以，外出的时候，必须带着自己的医疗保健卡、手纸、毛巾、医院的地址记录本、家人的联系电话等必备品。

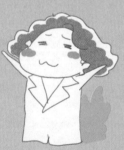

非初次分娩的孕妈妈每隔15分钟阵痛。一旦阵痛间隔在10～15分钟时就要马上去医院，因为张力的间隔缩短了，分娩就临近了，孕妈妈需要及时检查。

如果阵痛发生仅有5～7分钟的间隔，这时候就要立刻把孕妈妈送往医院，因为孕妈妈马上要分娩了。

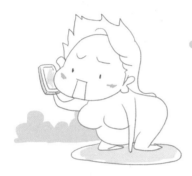

羊水大量流出时要马上去医院

胎盘中包裹胎儿的羊膜破裂，接着羊水流了出来，流出来破裂的羊膜会弄脏衣服。当羊膜真正破裂的时候，羊水会"哗"地一下子大量流出，这时应立刻与产院联系。

过期妊娠怎么办

妇女正常的怀孕期为37～42周，如果妊娠超过42周则属于过期妊娠。怀孕时间过长会导致胎儿异常。有的人对怀孕时间报以无所谓的态度，甚至误认为怀孕时间越长胎儿就越健壮，这是不科学的观念。胎儿在母体内是靠胎盘供给营养得以生长发育的。过期妊娠会导致胎盘发生退行性变化，血管发生梗死、胎盘血流量减少，直接影响胎儿营养的供给，不仅胎儿无法保持正常成长，而且会消耗自身的营养而日渐消瘦，皮肤出现皱褶，分娩后像个"小老头"。此外，由于子宫内缺氧，使羊水发生污染，致使胎儿出现宫内窒息、吸入性肺炎而死亡；或因脑细胞受损，造成智力低下等不良后果。另外，妊娠期延长，使得胎儿头颅骨大而坚硬，分娩时出现难产或产伤，对母体健康和胎儿都有一定损害。因此，预产期过期1周就应该开始引产了。

孕期过长对母子毫无益处。如果已到分娩日期而仍不分娩，就要去医院请医生采取措施，让胎儿早日娩出，以保证母子的安全与健康。

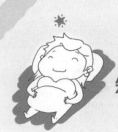

☀ 后序

知道怀孕那一刻，
我收到了世界上最好的礼物

　　一直都有这个愿望，想要再生一个小孩，但是当我知道怀孕的那一刻，还是觉得很意外，有那么一瞬间还有一点恍惚，幸福真的可以来的这么突然而又容易吗？

　　虽然不是第一次做妈妈了，在被告知新生命到来的那一刻，老公也没有像电影里的男主角那样欢呼雀跃着向全世界宣布"我又要做爸爸了！"但是我们还是觉得整个世界忽然变得不一样了，是天空变得更蓝了，还是窗外的阳光更灿烂了，只能说生命真是一个美丽的奇迹。

　　老公说为了庆祝家庭新成员的到来，要送我一件特别的礼物，如果是以往他说出这句话的时候，我的大脑一定会飞速的转动，特别的礼物是什么呢。这一次我摇摇头："你知道吗？我们的宝贝就是世界上最好的礼物，是我们的小天使。"

　　当天使就要降落人间，才发现有一种美丽没有界限，它是源于充满爱的心田；才了解有一种给予没有怨言，它包含了能付出的所有；才明白有一种幸福，它可以让你用最美的笑脸面对每一天。

　　宝贝，谢谢你的到来，谢谢你选择我们做你的爸爸妈妈，我们和姐姐都爱你！

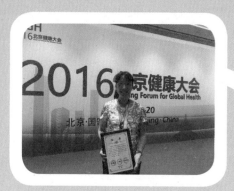
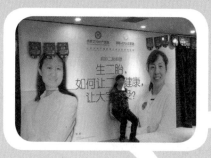
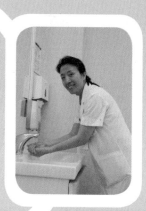
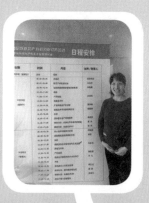
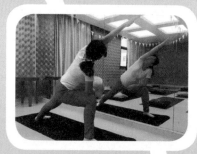
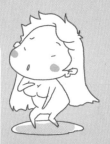
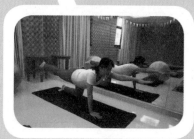
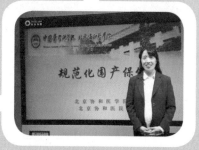